DES DIFFÉRENTES ESPÈCES D'ŒDÈME

DES

MEMBRES INFÉRIEURS

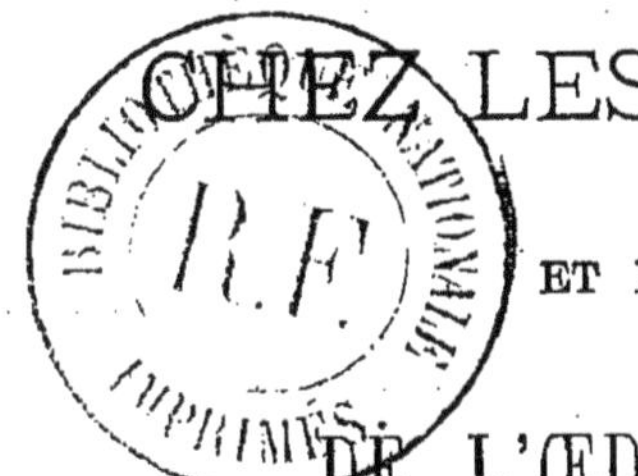

CHEZ LES PHTHISIQUES

ET EN PARTICULIER

DE L'ŒDÈME CONSÉCUTIF

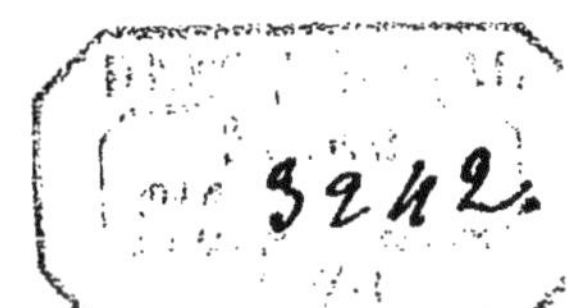

A LA PNEUMONIE CHRONIQUE PÉRI-TUBERCULEUSE

PAR

Lucien-Charles PACHOT,
Docteur en médecine de la Faculté de Paris,
Ancien interne provisoire en médecine et en chirurgie des hôpitaux de Paris
(1875 et 76),
Médaille de bronze de l'Assistance publique (Externat).

PARIS
LIBRAIRIE MÉDICALE HENRI REY
14, RUE MONSIEUR-LE-PRINCE, 14

1878

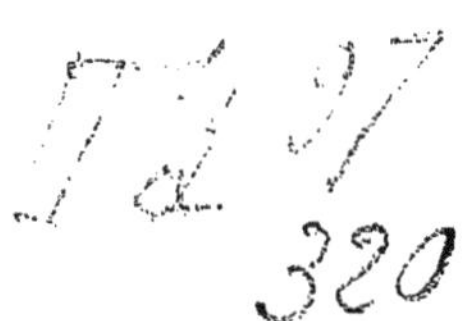

DES DIFFÉRENTES ESPECES

D'OEDÈME DES MEMBRES INFÉRIEURS

CHEZ LES PHTHISIQUES

ET EN PARTICULIER DE L'ŒDÈME CONSÉCUTIF

A LA

PNEUMONIE CHRONIQUE PÉRITUBERCULEUSE

L'œdème des membres inférieurs, dans la tuberculose chronique, n'est pas rare; et, parmi les malades atteints de cette affection, il en est qui, devenus phthisiques, dans le sens véritable du mot, parcourent les derniers degrés de la maladie et meurent dans cet état d'émaciation et de desséchement qui leur a fait donner le nom qu'ils portent; il en est d'autres, au contraire, qui offrent dans la période ultime de la phthisie des œdèmes qu'ils conservent plus ou moins jusqu'à la mort.

Ces œdèmes ne se présentent pas tous avec les mêmes caractères, et cette variété dans la forme trouve son explication dans les conditions pathogéniques différentes de l'hydropisie.

En effet, tantôt l'infiltration du tissu cellulaire sous-cutané est étendue, généralisée, et s'accompagne de troubles de la sécrétion urinaire : ce sont les œdèmes dus aux affections rénales (néphrite parenchymateuse, dégénérescence amyloïde, tubercules) ; tantôt l'hydropisie est limitée et sans albuminurie : dans ce cas elle peut être due soit à une thrombose veineuse, soit à la cachexie ; enfin il existe une autre variété d'œdème particulier que l'on ne peut faire rentrer dans les cas précédents, œdème qui, est dû à une pneumonie chronique pérituberculeuse. Donc, après avoir, d'une façon générale, examiné la fréquence de l'œdème des membres inférieurs chez les phthisiques nous étudierons dans un premier chapitre :

1° Œdème par altérations rénales ;

2° Œdème par thromboses veineuses ou la phlegmatia alba dolens ;

3° Œdème cachectique.

Un second chapitre sera consacré spécialement à l'œdème dû à la sclérose pulmonaire pérituberculeuse. Enfin dans un troisième chapitre nous examinerons successivement :

1° La valeur diagnostique de l'œdème en général.

2° Sa valeur pronostique ;

3° Son traitement.

FRÉQUENCE DE L'ŒDÈME DES MEMBRES INFÉRIEURS CHEZ LES TUBERCULEUX.

Tous les auteurs signalent l'œdème des membres inférieurs comme pouvant survenir à la fin de la tuberculose chronique ; mais aucun ne paraît en avoir déterminé la fréquence.

Nous avons analysé toutes les observations rapportées par Louis (1) dans son traité sur la phthisie pulmonaire, et

(1) Louis. Traité de la phthisie pulmonaire.

nous avons constaté que sur 61 cas de malades morts de cette affection, l'œdème avait été noté dix fois ; de telle sorte que la fréquence relative serait de 1[6.

Hérard et Cornil (1), dans leur savant ouvrage, signalent l'hydropisie du tissu cellulaire comme complication de la tuberculose chronique, mais ne disent pas suivant quelle proportion ils l'ont rencontrée.

On peut voir, d'après le tableau suivant, que l'œdème des membres inférieurs est plus fréquent qu'on ne pourrait le croire d'après les observations de Louis. Nous avons pris pendant deux mois toutes les observations de phthisiques entrés à l'hôpital Lariboisière, dans le service de M. le Dr Ollivier, et nous avons constaté que sur 31 malades l'œdème a été vu huit fois. Mais si l'on ne compte que les décès qui ont été au nombre de 14, sur lesquels 7 avec œdème, on voit alors que la proportion est de 1/2.

(1) Hérard et Cornil. De la phthisie pulmonaire, p. 405.

Malades sortis ou actuellement encore dans le service.

N° DU LIT.	NOMS ET	AGE.	SIGNES.	AVEC OEDÈME.	SANS OEDÈME.
	HOMMES.				
21.	Mermet.	36 ans.	Craquements secs aux sommets. Phthisie laryngée.		sans
9.	Després.	43	Craquements secs, sommet droit. Laryngite.		Id.
7.	Prévost.	49	Laryngite tuberculeuse. Peu de signes pulmonaires.		Id.
5.	Socquet.	39	Phthisie laryngée. Craq. secs aux deux sommets.		Id.
32.	Simonin.	31	Craquements humides. Sommet droit.		Id.
12.	Merly.	39	Respiration soufflante. Craq. sommet gauche surtout.		Id.
21.	Marguermans.	46	Phthisie acquise au début. Laryngite.		Id.
	FEMMES.				
26.	Hunold.	37	Craquements secs aux deux sommets.		sans
33 *bis*.	Yast.	27	Craq. secs dans le 1/3 supérieur du poumon droit.		Id.
12.	Meyer.	37	Caverne peu étendue, sommet gauche.		Id.
15 *bis*.	Gueuleux.	38	Caverne volumineuse, sommet droit ; et dans tout le poumon droit, Induration pulmonaire (?).	avec	
12.	Bauquier.	33	Caverne fosse sous-épineuse gauche.		sans
33 *bis*.	Launay.	17	Phthisie, début.		Id.
1.	Thersen.	30	Craquements secs, sommet gauche.		Id.
4.	Brault.	23	Expiration prolongée. Craq. profonds à droite.		Id.
21 *bis*.	Lachaud.	23	Caverne, sommet droit.		Id.
10.	Fischbacher.	24	Caverne à droite.		Id.
	17 malades.			1 mal.	16 mal.

Phthisiques décédés.

N° DU LIT.	NOMS ET AGE.		SIGNES OU LÉSIONS.	AVEC OEDÈME.	SANS OEDÈME.
	HOMMES.				
15.	Sapha.	32	Autopsie non faite. Cachexie considérable. Caverne volum. à droite. Craq. humides, sommet gauche.		sans
3.	Vauthier.	26	Caverne et induration du lobe supér. du poumon gauche. Pas d'induration dans le reste de l'organe, mais noyaux tuberculeux.		Id.
9.	Dautrebecq.	30	Cavernes limitées au sommet droit. Émaciation considérable.		Id.
15 *bis*.	Allain.	29	Autopsie non faite. Mort subite. Cav. sommet droit.		Id.
27.	Cassina.	28	Cavernes dans les deux lobes supérieurs, entourées de pneumonie caséeuse.		Id.
33 *bis*.	Renard.	33	Phthisie à marche rapide. Caverne sommet droit. Pneumonie caséeuse.		Id.
29.	Belgre.	48	Cavernes, deux sommets. Phlegmatia alba dolens.	avec	
1.	D.		Autopsie non faite. Pneumonie chronique.	Id.	
28.	Courtot.	22	Cavernes à droite. Mal de Bright.	Id.	
	FEMMES.				
30.	Devin.	20	Cavernes, deux sommets. Phlegmatia alba dolens.	avec	
17.	Rollin.	28	Cavernes, deux sommets. Mal de Bright.	Id.	
5.	Brondelle.	21	Cavernes, sommet droit. Grossesse. Péritonite tuberculeuse. Congestion rénale.	Id.	
18.	Rémy.	27	Cavernes. Pneumonie chronique.	Id.	
28.	Thierry.	34	Caverne limitée, sommet droit.		sans
	14 malades.			7 mal.	7 mal.

CHAPITRE PREMIER.

1° ŒDÈME DES MEMBRES INFÉRIEURS PAR ALTÉRATIONS RÉNALES.

Les principales altérations rénales que l'on peut rencontrer dans la phthisie chronique sont :

La néphrite parenchymateuse.

La dégénérescence amyloïde.

La tuberculose rénale.

Mais, parmi ces trois complications, la dernière, lorsqu'elle est isolée, ne donne jamais lieu à l'œdème des membres inférieurs ; dans la seconde l'hydropisie peut se montrer quelquefois, mais nous verrons que soit par elle-même, soit à l'aide des symptômes concomitants, elle présente des caractères différents : enfin le plus ordinairement, l'œdème est dû à une néphrite parenchymateuse, soit qu'elle soit consécutive à une dégénérescence amyloïde, soit qu'elle soit primitive comme dans les deux observations suivantes :

Obs. I, personnelle. — *Phthisie pulmonaire avec œdème et mal de Bright.*

Rollin, 28 ans, couturière, salle Sainte-Élisabeth, n° 17.

Mère morte à l'âge de 52 ans d'une affection thoracique. Père vivant encore et bien portant ; a eu une sœur morte de la poitrine.

Née en Bourgogne, est venue à Paris à l'âge de 21 ans, y a exercé l'état de couturière et n'a jamais subi de privations.

Les règles ont apparu à l'âge de 12 ans, ont toujours été régulières, abondantes, durant trois jours ; n'a jamais eu d'enfants. Pas de fausses couches.

N'a jamais été malade dans son enfance, a eu seulement de la gourme dans la tête, mais pas d'adénites ni d'ophthalmies. C'est pendant l'hiver de 1876 qu'elle commença à tousser ; elle n'y prit pas garde, mais bientôt survint de l'amaigrissement, de la perte des forces, une toux plus fréquente accompagnée d'un expectoration dans laquelle elle constata quelques filets de sang, et au mois de mars 1877 elle fut obligée de cesser son travail.

Au mois de juin, elle entra chez M. Féréol, y resta pendant un mois et en partit un peu améliorée ; mais, bientôt après sa sortie, les accidents reparurent, et elle entra alors, le 25 octobre 1877, dans le service de M. Ollivier.

La malade est pâle et légèrement amaigrie.

A l'auscultation, on constate des gargouillements et des signes de caverne à droite. Expectoration : crachats nummulaires.

L'appétit est conservé. Pas de diarrhée. Pas d'œdème. Rien dans les urines.

Les règles se sont supprimées depuis un mois.

29 décembre. L'état de la malade était resté à peu près le même lorsque l'on s'aperçut, à la visite du matin, qu'elle avait de l'œdème à la face. Celle-ci est pâle, d'un blanc mate, avec bouffissure légère des joues et œdème des paupières.

Les urines sont rougeâtres. La chaleur et l'acide nitrique y déterminent un précipité abondant d'albumine.

Pas de douleur dans la région rénale, pas de troubles dans la vue. Pas de fièvre.

Interrogée sur la cause possible d'un refroidissement, la malade, qui se lève toute la journée, ne se rappelle pas s'être exposée au froid.

4 janvier. L'œdème de la face a plutôt augmenté. Les paupières sont plus gonflées, il en est de même des joues.

Les membres inférieurs sont aussi le siége d'un œdème limité aux pieds et aux malléoles. La pression du doigt y détermine une empreinte, un godet qui persiste assez longtemps. Cette pression n'est pas douloureuse.

Poumons. — La respiration est bruyante, et l'oppression, surtout pendant la nuit, plus grande qu'il y a quelque temps. L'expectoration est très-abondante, constituée par des crachats muco-purulents, opaques, verdâtres.

Percussion. — Matité en avant, des deux côtés, au niveau de la clavicule et un peu au-dessous. En arrière, matité également dans les fosses sus et sous-épineuses.

A l'auscultation, on entend : en avant et à droite, craquements et gargouillements; en avant et à gauche, craquements secs. En arrière et à gauche : craquements humides, souffle amphorique, bronchophonie dans la fosse sous-épineuse. En arrière et à droite : craquements humides dans les fosses sus et sous-épineuses.

6 janvier. Examen des urines. Elles sont aujourd'hui pâles, claires et contiennent une grande quantité d'albumine.

L'appétit est conservé. Pas de vomissements. Constipation plutôt que diarrhée. On met la malade au régime lacté.

12 janvier. A la suite du régime lacté pas de diminution de l'œdème.

14 janvier. L'œdème augmente rapidement ; tout le membre inférieur est le siége d'un œdème marqué surtout à la partie supérieure et interne des cuisses.

Il y a aussi de l'œdème à la partie inférieure de la paroi abdominale et des grandes lèvres. Enfin les deux mains sont le siége également d'une tuméfaction marquée surtout à la face dorsale.

19 janvier. La malade a eu hier soir un accès d'oppression accompagné de douleurs dans le flanc droit : oppression qui a nécessité l'application de vingt ventouses sèches. Ce matin, l'oppression, au dire de la malade, est moindre.

A l'auscultation, on entend au sommet les mêmes signes que lors du dernier examen ; de plus, dans toute la hauteur du poumon gauche jusqu'à sa base, on entend des râles et des craquements humides. A droite, dans la moitié inférieure du poumon, on entend des râles plus secs et moins nombreux qu'à gauche.

L'œdème, malgré la diarrhée survenue depuis hier, est aussi considérable aux quatre membres et à la face.

Examen des urines (prises dans la vessie) : d'une coloration à peu près normale, mais pas aussi claires qu'on les rencontre ordinairement dans cette affection. Réaction fortement acide. Densité 1015. Une seule goutte d'acide nitrique y détermine un précipité abondant. Il en est de même par la chaleur. Filtrées et chauffées, elles donnent la même réaction.

Examinées au microscope après les avoir laissées déposer, on y trouve de nombreux cylindres granulo-graisseux et hyalins. L'addition de la teinture d'iode fait apparaître ces cylindres plus nombreux et plus apparents, mais ne détermine pas, lorsqu'on y ajoute une goutte d'acide sulfurique, la coloration caractéristique de la dégénérescence amyloïde.

23 janvier. L'œdème a légèrement diminué aux cuisses dont la peau est plus souple et moins tendue.

24 janvier. Diarrhée très-abondante. Dix garde-robes. Cependant l'œdème ne diminue pas.

26 janvier. Dix à quinze selles. Suppression du régime lacté.

28 janvier. L'œdème a légèrement diminué aux cuisses et aux mains. L'oppression a encore augmenté depuis deux jours. Les crachats purulents sont mélangés à une quantité plus grande de crachats de bronchite.

P. 120, R. 60, T. ax. 38.6.

La malade ne peut rester étendue; elle est obligée d'être assise sur son lit. Les lèvres sont pâles, décolorées.

A l'auscultation, on entend en plus des signes précédents de nombreux râles dans toute la poitrine.

Les battements du cœur sont très-précipités; mais on ne constate pas de bruit de souffle.

L'abdomen est distendu par une ascite qui donne lieu à une matité dans toute la partie inférieure. Œdème des grandes lèvres.

29 janvier. Moins de diarrhée. L'œdème du bras gauche a diminué. Etat stationnaire pour les autres membres.

P. 106, R. 48, T. ax. 38.4.

La malade meurt le soir à 11 heures.

Autopsie faite trente-six heures après la mort.

Peu de rigidité cadavérique ; œdème assez considérable des deux jambes et des cuisses, surtout du côté droit. Pas d'œdème des membres supérieurs.

Pas d'ecchymoses sous-cutanées ni de traînées violacées sur le trajet des veines.

La face est œdématiée et les saillies osseuses sont complètement cachées; les seins sont encore relativement volumineux et les dépressions des espaces intercostaux peu accentuées.

A la section de la peau du tronc, il s'écoule de la cavité abdominale une grande quantité de liquide citrin, transparent (environ 3 à 4 litres); on aperçoit tout d'abord le foie qui est très-volumineux, recoûvre la plus grande partie de l'estomac et déborde les fausses côtes de 7 à 8 centimètres.

Les anses intestinales sont libres de toute adhérence, et l'on ne trouve superficiellement aucune trace de péritonite ou de granulations tuberculeuses.

La paroi antérieure de la poitrine étant enlevée, on constate que tous les organes sont dans leurs rapports normaux. Le poumon était adhérent à cette paroi par des tractus celluleux assez abondants, mais peu tenaces.

Il n'existe aucun épanchement dans les deux plèvres. Mais à la face antérieure du poumon droit, on remarque à sa partie moyenne un dépôt de fibrines transparentes de 1 à 2 centimètres d'épaisseur. Le reste du poumon est recouvert de fausses membranes celluleuses qui masquent complètement le poumon.

Il n'y a pas de dépôt semblable à la face antérieure du poumon correspondant, mais il est aussi recouvert par la plèvre épaisse ou blanchâtre.

Poumon droit. Poids : 1,000 gr. Présente des adhérences dans toute sa périphérie; ces adhérences sont très-fortes et sont dues à une union intime des deux feuillets de la plèvre entre eux et avec la paroi thoracique. Du reste, la plèvre est épaisse, d'une épaisseur de 1 à 3 millimètres, et il est impossible en certains points de l'isoler de la substance pulmonaire. En voulant détacher à sa base le poumon du diaphragme, on tombe dans une poche kystique située entre la face inférieure du poumon et le diaphragme. Cette poche étant ouverte, il s'en écoule un liquide citrin transparent dont le poids peut être évalué de 3 à 400 grammes. Cette poche est traversée par des tractus cellulo-fibreux qui relient entre elles les parois supérieures et inférieures de la cavité, et au toucher la surface des deux plèvres pulmonaires et diaphragmatiques est rugueuse; elle est, de plus, couverte de fausses membranes.

Sur la partie extérieure du lobe inférieur, on trouve, après avoir essayé de détacher la plèvre du poumon, de nombreuses granulations tuberculeuses. Ces granulations sont tout à fait superficielles et très-petites. Lorsque l'on presse le poumon entre le doigt, on constate que tout le lobe inférieur crépite; le lobe supérieur, au contraire, est dur, non dépressible, et cette même pression y fait sentir des indurations nombreuses.

A la coupe, on voit que le lobe supérieur est rempli complètement de cavernes dont la grosseur varie depuis celle d'une petite noix jusqu'à celle d'une grosse lentille; le nombre en est très-considérable. Le tissu pulmonaire environnant ces lacunes, d'où s'écoule un pus crémeux et verdâtre est d'une couleur blanchâtre légèrement rosée; près de la face externe du poumon, la pression fait sortir du liquide un peu sanguinolent et aéré; mais, à la partie interne, près de la racine du poumon, le tissu est dense, induré; la pression n'en fait sortir que du pus, et un morceau jeté dans l'eau tombe aussitôt au fond du vase.

La scissure qui sépare le lobe supérieur du lobe moyen marque une ligne de séparation bien tranchée entre le tissu pulmonaire malade et le tissu pulmonaire relativement sain ; en effet, dans la partie inférieure du poumon, on ne trouve pas de cavernes, pas d'induration pulmonaire, ni de noyaux tuberculeux ; on trouve seulement, çà et là, quelques granulations tuberculeuses disséminées, autour desquelles le tissu pulmonaire est sain ; ce tissu est seulement beaucoup plus pâle qu'à l'état normal ; il paraît assez exsangue.

Poumon gauche : 990 grammes. Très-adhérent aussi à toute la paroi thoracique ; la plèvre est aussi épaisse et adhérente au parenchyme pulmonaire ; mais les granulations tuberculeuses sous-pleurales y sont bien moins nombreuses. A la coupe, le poumon présente la même altération dans toute son étendue, du sommet à la base : il est complètement rempli de cavernes, et chaque coupe de scalpel en fait découvrir deux ou trois dont le volume est variable. Au sommet, il en existe une plus considérable, presque du volume du poing, et lorsqu'on l'ouvre il s'en écoule un liquide séro-purulent mélangé de grumeaux de pus plus épais qui ressemble à du lait caillé. Nulle part, la section du tissu pulmonaire ne fait sourdre du sang : tout autour des cavernes, le tissu pulmonaire est blanc, induré, et un fragment jeté dans l'eau gagne le fond du vase. Tout à fait à la base, dans une étendue en hauteur de 4 à 5 centimètres, les cavernes sont moins nombreuses, mais on y trouve beaucoup de noyaux tuberculeux de la grosseur d'un pois, autour desquels le tissu pulmonaire est moins sclérosé (un morceau jeté dans l'eau ne gagne pas le fond du vase).

Cœur. Il est volumineux, mais cette augmentation est surtout due au cœur gauche.

Poids : 450 grammes. Les oreillettes, surtout celles de droite, sont remplies de caillots noirâtres. Le tissu du cœur est jaunâtre, mais ferme. Les parois du ventricule gauche sont très-épaissies. Pas d'altération de la valvule mitrale ni de l'orifice aortique. Le ventricule droit n'est pas dilaté. Un peu de liquide dans le péricarde, pas de traces d'inflammation, pas de plaques laiteuses. Son feuillet pariétal adhère intimement à la partie correspondante du poumon gauche.

Foie : 2,200 grammes. Très-volumineux. A sa face convexe, dans la partie correspondante au poumon droit, on trouve quelques tractus cellulo-fibreux dus à l'inflammation du voisinage de la plèvre diaphragmatique droite. A la coupe, l'organe présente le type du foie muscade.

Rate : 200 grammes. Normale.

Reins. Poids : R. droit, 240; R. gauche, 245.

Volumineux : à la coupe, la substance corticale est plus étendue qu'à l'état normal. Les pyramides de Malpighi paraissent plus petites, plus colorées par le rapport à la substance périphérique qui est pâle et néanmoins présente un pointillé rougeâtre. La capsule n'adhère pas, mais la superficie du rein est congestionnée et les étoiles de Verheyen y sont très-marquées.

Utérus et annexes. Normaux.

Cerveau. Rien de particulier.

Obs. II (Personnelle).

Courtot, 22 ans, célibataire, entre à la salle St-Henri, n° 28, le 9 février 1871.

Père et mère vivants et bien portants. Est l'aîné de 5 enfants qui sont d'une fort bonne santé.

Né à Paris, a fait quelques excès alcooliques.

Aucune affection scrofuleuse pendant son enfance, mais s'enrhumait facilement en hiver. Depuis mars 1877 toux continuelle; à la suite d'hémoptysies abondantes. De là, amaigrissement, pertes des forces, vomissements alimentaires à la suite de quintes de toux, etc.

Le 12 décembre 1877, part pour Brest en qualité de soldat, rentre à l'hôpital, y reste jusqu'au 8 février et est renvoyé dans ses foyers. En revenant en chemin de fer, eut la sensation de refroidissement et à son arrivée à Paris remarqua que sa figure et ses pieds étaient gonflés; mais ne constata aucun autre symptôme, ni diminution, ni changement de coloration des urines, ni douleurs lombaires, ni troubles de la vue, ni fièvre.

Il resta alors chez ses parents, jusqu'au 9 février, époque à laquelle il entra dans le service de M. Ollivier.

Etat actuel. — Face pâle, peau couverte d'acné. L'œdème, peu marqué aux paupières, l'est davantage aux joues où l'on peut avec le doigt y produire le tremblotement caractérisque. Les pieds, les malléoles, les 2/3 inférieurs des jambes et les deux tiers supérieurs des cuisses, surtout à la face interne, sont également le siége d'un œdème qui n'existe pas aux deux genoux, fait qui tient à ce que le malade tient ceux-ci élevés. Les bourses sont tuméfiées.

Poumons. — Percussion : matité aux deux sommets. Souffle lacunaire aux deux sommets.

Foie. — Normal.

Testicules. — Rien.

11 février. Le malade est sondé (n'avait pas uriné depuis dix heures). Quantité: environ 450 à 500 grammes. Coloration normale plutôt foncée. Réaction franchement acide. D. 1019. Filtrées ou non donnent par la chaleur et l'acide nitrique un précipité abondant d'albumine.

Examinées au microscope, les urines qui sont claires, sans nuage ne donnent rien ; on n'aperçoit ni tubes urinifères, ni grains amyloïdes. La réaction iodo-sulfurique ne donne rien également

12 février. Les urines qu'on a laissées déposer dans un verre à pied sont aussi transparentes que la veille : pas de dépôt au fond du vase.

Examen microscopique : négatif. (Traitement. J. Diacode. V. q.q. Régime lacté.) Badigeonnages iodés.

13 février. L'état général du malade est le même. L'hydropisie augmente. L'abdomen est un peu distendu. Légère ascite à la partie inférieure.

15 février. Urines. Même précipité abondant d'albumine. La sécrétion urinaire ne paraît pas très-abondante : car le malade n'urine que lorsqu'il va à la selle (3 à 4 fois par jour).

16 février. Examen microscopique des urines : cylindres granuleux mais peu abondants,

19 février. Le malade est sondé à 9 heures du matin (n'avait pas uriné depuis 4 heures du matin). La quantité de liquide retirée de la vessie est de 100 grammes. Claire tout d'abord, elle laisse apercevoir par le refroissement un léger nuage.

20 février. Examen microscopique présentant les mêmes signes que précédemment.

21 février. Trois à quatre selles par jour, non diarrhéiques. Depuis trois à quatre jours les sueurs nocturnes ont disparu. Pas de fièvre le soir.

L'œdème a encore augmenté aux membres inférieurs.

Température axillaire droite, 37°,2. Température de la jambe droite, 33 . Température de l'avant-bras droit, 35°1.

22 février. Œdème plus accentué aux jambes. Godet très-prononcé, peau lisse et fine, pas douloureuse. La sécrétion urinaire est toujours peu abondante. Vomissements hier, à la suite de toux.

Poumons. — Mêmes signes.

Température de la jambe droite, 34°,5. Température de l'avant-bras droit, 35°,5.

23 février. Diarrhée depuis hier (cinq selles liquides). Urine toujours peu abondante de 5 à 7 heures du matin en a rendu 80 grammes. Cette urine est assez colorée, mais non rouge. D'abord transparente, elle présente bientôt par le refroidissement un léger nuage.

Examen. — Par la chaleur et l'acide nitrique même précipité abondant.

Vues immédiatement au microscope on y trouve des cylindres granuleux nombreux et manifestes.

Les deux bras surtout le gauche sont aujourd'hui œdématiés.

Température axillaire droite, 37°,4. Température du bras droit, 35°,4. Température de la jambe droite, 35°.

26 février. Diarrhée abondante depuis hier (15 selles). L'œdème de la face a diminué : les yeux paraissent plus grands. Diminution également de l'œdème des membres. Peau peu chaude. Pouls, 120° Crachats peu abondants. Caractère : purée verdâtre. Langue humide, rosée. Suppression du régime lacté.

27 février. Il est difficile de produire aujourd'hui le tremblotement dû à l'œdème des joues; la face est amaigrie. L'œdème, bien qu'ayant diminué est encore considérable aux jambes, aux bourses. Moins de diarrhée (4 selles). Le malade se trouve mieux. P. 96°. R. 36°.

Température de la jambe droite, 35°,8. Température du bras droit, 36°2. Température axillaire droite, 37°.

Langue blanche sur les bords, surtout du côté gauche. (Muguet.)

28 février. Température de la jambe droite, 34°,8. Température du bras droit, 35°,4. Température axillaire, 37°,2.

Quatre selles hier (malgré bismuth et diascordium).

L'œdème du bras gauche a presque disparu, excepté à sa partie externe au niveau du coude. Cet œdème est mollasse, élastique non douloureux. Puis entre les doigts il garde à peine l'empreinte de ceux-ci.

Urines. — Quantité rendue de 3 heures du matin à 9 heures : 100 grammes.

D. 1017. — Mousse persistante lorsqu'on la vide d'un vase dans un autre, moins colorée que la dernière fois.

Ronchus trachéaux. — Expectoration pénible Crachats nummulaires.

1er mars. — Etat général meilleur. Diminution de l'œdème des bourses et des cuisses, mais aux deux pieds l'œdème est aussi considérable : peau brillante, fine, peu douloureuse, godet très-marqué. Pas d'œdème des bras. Ascite.

P. 108°. Régulier.

Température de la jambe droite, 35°,3. Température du bras droit, 35°,5. Température axillaire, 37°,4.

Urines. — Contiennent de nombreux cylindres granuleux.

2 mars. Même état. Rhonchus trachéaux. s'étendant à distance.

3 mars. Etat général très-mauvais. Meurt à 8 heures du soir.

Autopsie faite trente-six heures après la mort.

Œdème des jambes, pas d'œdème des membres supérieurs.

Poumon. — Pas de liquide dans les plèvres.

Poumon droit. — 650 grammes, adhérence de la plèvre au lobe supérieur, mais pas d'épaississement de celle-ci. A la coupe : cavernes nombreuses dans le lobe supérieur; leur volume varie depuis celui d'une noix jusqu'à celui d'une lentille. Tout au pourtour de ces lacunes le tissu du poumon est sclérosé, criant sous le scalpel, avec des tractus fibreux mélangés de points noirâtres. A la pression d'une partie de ce tissu il ne sort ni sang, ni air. Le lobe moyen et la partie supérieure du lobe inférieur contiennent un assez grand nombre de granulations autour desquelles le tissu pulmonaire crépite et paraît sain.

Poumon gauche. — 630 grammes. Adhérences du lobe supérieur aux parois thoraciques. Adhésion de la plèvre. Dans le lobe supérieur on trouve une caverne assez volumineuse et tout autour, des cavernes plus petites. Celles-ci sont entourées d'un tissu pulmonaire induré. A la partie inférieure de ce lobe la substance pulmonaire présente dans son épaisseur des noyaux tuberculeux autour desquels on trouve de la pneumonie caséuse. Pas d'adhérence du lobe supérieur avec l'inférieur. Ce dernier contient de nombreuses granulations autour desquelles il existe de la congestion.

Cœur. — P. 200 gr. Pas de péricardite. Pas de plaques laiteuses. L'organe est petit. Pas de dégénérescence graisseuse. A la coupe, pas de dilatations ventriculaires. Le tissu du cœur est un peu pâle. Pas d'altérations des valvules.

Foie. — P. 1300 gr. Volume à peu près normal, tissu légèrement décoloré.

Rate. — P. 200 gr. Normale.

Intestins. — Rien de particulier, pas d'ulcération.

Reins. — P. 300 gr. Ils sont volumineux, d'une coloration blanchâtre.

Diamètre. — Vertical, 14 cent.; transversal, 7 cent.; diamètre antéro-postérieur, 4 cent.

La capsule n'est pas épaissie ; elle s'enlève assez facilement excepté en quelques points où elle entraîne avec elle de la substance rénale. Au-dessous de la capsule le tissu du rein apparaît décoloré et par place il présente un pointillé rougeâtre (étoiles de Verheyen), et qui est très accentué en quelques places.

A la coupe, la substance corticale paraît agrandie (10 à 12 millimètre), elle est décolorée et traversée par des traînées rougeâtres. Les pyramides de Malpighi sont diminuées d'étendue et rouges.

Examen microscopique : Les lésions sont caractéristiques de la néphrite parenchymateuse à la seconde période.

Le début, de la néphrite, dans ces deux observations a été insidieux ; en effet l'affection rénale n'a été précédée d'aucun des symptômes qui caractérisent la néphrite parenchymateuse aiguë : douleurs lombaires, troubles de la vue, fièvre, etc... La maladie a été chronique d'emblée, fait du reste qui est signalé par les auteurs (1) ; chez les deux malades c'est l'œdème qui a appelé leur attention. Cet œdème s'est montré en même temps à la face et aux extrémités inférieures où l'on a vu être envahis successivement : les pieds, les jambes et les cuisses, celles-ci à leur partie interne avant de l'être dans leur totalité. Les genoux ne se sont tuméfiés que consécutivement de telle sorte qu'au premier abord (surtout si la malade a l'habitude de tenir les jambes fléchies sur les cuisses, les genoux étant élevés) on pourrait croire l'œdème bien moins étendu qu'il ne l'est en réalité. Tel est le fait que nous avons observé chez nos deux malades. L'œdème du mal de Bright n'occupe pas seulement les membres inférieurs, le plus habituellement il se généralise et s'étend aux bourses, aux grandes lèvres, à l'abdomen et même aux membres supérieurs. Enfin, dans les deux cas, il y a eu de l'ascite.

Cet œdème qui, par son étendue, déforme les parties

(1) Lécorché. Maladies des reins.

qu'il occupe n'est pas douloureux à la pression : il est mou, dépressible, et le doigt y produit un godet qui persiste longtemps.

Tant que l'infiltration du tissu cellulaire n'est pas très-considérable, la peau ne présente d'autres caractères qu'une coloration d'un blanc mat; mais lorsqu'elle augmente dans des proportions plus grandes, le tissu cutané devient fin, lisse, luisant et c'est dans ces cas là qu'il peut présenter une rougeur érysipélateuse. Quelquefois il survient des excoriations, des ulcérations.

Au toucher la peau présente le plus ordinairement un abaissement de la chaleur. Chez le malade de l'observation 2 nous avons pris, pendant plusieurs jours, la température cutanée de la jambe droite et du bras correspondant non infiltré et nous avons constaté qu'il y avait toujours plusieurs dixièmes de degré en moins pour la jambe œdématiée par rapport au bras, que cette température a varié entre 35,1 et 36,2, la température axillaire oscillant entre 37° et 37,4. Sous l'influence d'une diarrhée abondante l'hydropisie des membres inférieurs peut diminuer (observation 2).

Enfin, avec cet œdème on constate la présence de l'albumine dans les urines.

Lorsqu'on se trouve en face d'un phthisique présentant de l'œdème des extrémités inférieures et de l'albumine dans les urines, il faut encore se demander si cette albuminurie et cet œdème sont dus à une néphrite parenchymateuse ou à une dégénérescence amyloïde ou à une néphrite tuberculeuse : ce diagnostic peut être fait d'après la marche, l'étendue de l'œdème et d'après l'examen des urines. Nous commencerons par éliminer les tubercules des reins qui non ulcérés ne donnent lieu à aucun autre trouble que des douleurs rénales et quelquefois albumine; ulcérés ils se compliquent d'une néphrite parenchymateuse, et des œdèmes propres à cette maladie ; mais de plus il existe des signes de pyélo-néphrite et l'urine, qui, au moment de l'émission est plus ou moins trouble, tient en suspension des grumeaux de matière organique, non fibrineux qui, examinés au microscope ne se dissolvent pas dans les acides étendus, comme le font les phosphates et les urates (Rayer). Cette matière apparaît sous forme de granules (Lécorché).

Le diagnostic entre la néphrite parenchymateuse et la dégénérescence amyloïde est plus difficile, attendu que quelquefois la première se surajoute à la seconde. Cependant lorsqu'elles sont isolées l'œdème ne présente pas les mêmes caractères ; en effet dans la dégénérescence amyloïde celui-ci est le plus habituellement partiel, occupe tout d'abord les membres inférieurs, non la face et il s'accompagne d'une albuminurie peu abondante (1). Chez nos malades au contraire l'œdème s'est montré à la face et aux jambes en même temps ; de plus, il s'est généralisé, et le précipité albumineux a toujours été très-abondant. Quelquefois cependant, même dans la dégénérescence, l'hydropisie peut être généralisée ; enfin les deux affections peuvent être réunies.

Dans ce cas il faut avoir recours à l'examen microscopique des urines : dans la néphrite parenchymateuse on trouve comme dans les deux observations des cylindres granuleux (observation 2) ou granulo-graisseux (observation 1). Quant à reconnaître s'il existe en même temps de la dégénérescence amyloïde, c'est à l'aide de la réaction iodo-sulfurique que l'on peut y arriver (Münch).

L'œdème dû à une lésion rénale a donc une valeur pronostique grave puisqu'il indique une lésion qui a tendance par elle-même à affaiblir un malade déjà débilité par une

(1) Lécorché. Loc cit.

affection arrivée à sa dernière période. Aussi dans les deux cas a-t-on vu la mort survenir peu de temps après l'apparition de l'œdème, tandis qu'habituellement la néphrite parenchymateuse chronique peut durer deux à trois ans (Lécorché).

2° DE L'ŒDÈME PAR THROMBOSE VEINEUSE

Phlegmatia alba dolens.

La phlegmatia alba dolens est un épiphénomène grave de la tuberculose chronique ; et l'œdème, dans ce cas, présente des caractères assez tranchés pour qu'on puisse la différencier facilement de ceux que l'on rencontre dans les autres complications de la phthisie pulmonaire.

Nous rapportons ici l'observation de deux malades qui ont présenté les signes complets de cette affection :

Obs. III. (Personnelle). *Phthisie pulmonaire. Phlegmatia alba dolens.*

La nommée Devin, 20 ans, blanchisseuse, née à Paris, entrée le 22 décembre 1877, salle Sainte-Elisabeth, n° 30. (Service de M. le Dr Ollivier).

Cette malade ne présente pas d'antécédents de tuberculose dans sa famille : Son père est mort accidentellement ; sa mère vit encore et est bien portante ; a deux frères et deux sœurs également bien portants.

Mais pendant son enfance elle a eu de la gourme dans la tête et des adénites sous-maxillaires dont elle porte encore aujourd'hui les cicatrices.

Réglée à l'âge de 13 ans, régulièrement, mais peu abondamment, elle avait des pertes blanches dans l'intervalle des règles.

A eu un premier enfant à l'âge de 18 ans ; cet enfant était venu à terme mais mort-né, fait que la malade attribue à une chute. Du reste aucun accident à la suite.

A 20 ans, elle eut un second enfant dont elle était enceinte de six mois lorsqu'elle vint à l'hôpital Lariboisière pour une pleurésie gauche ;

elle y resta deux mois ; en sortit très-bien rétablie, ne toussant plus et accoucha au mois de novembre d'un enfant vivant et bien portant C'est après l'accouchement que la toux reparut et au bout de huit jours, elle fut obligée, n'ayant pas de lait, de cesser d'allaiter son enfant.

Pas de retour de couches.

Elle entre à l'hôpital le 22 décembre.

La malade est de taille petite ; pâle, assez amaigrie, elle se plaint d'une toux qui provoque des nausées, mais, cependant, pas de vomissements alimentaires. De plus, il y a perte d'appétit, de la diarrhée et l'auscultation démontre des deux côtés les signes de cavernes pulmonaires.

Le 2 janvier, en voulant se lever, la malade ressentit une douleur dans la jambe gauche, douleur surtout marquée au creux poplité, avec impossibilité de poser le pied à terre. A l'examen du membre inférieur gauche, on constate le 3 janvier, les phénomènes suivants : la peau présente à la vue un teint mat et blanc et un développement anormal des veines sous-cutanées au niveau de la malléole externe. La pression du doigt y détermine un godet qui disparaît presque aussitôt. Cette pression provoque une douleur marquée surtout : à la face postérieure de la jambe, à la partie inférieure du creux poplité près de l'anneau du soléaire. On ne détermine pas de douleur analogue au triangle de Scarpa, ni sur le trajet de la fémorale. A la palpation on constate une élévation marquée de la température cutanée du côté malade.

La douleur spontanée existe à peine, car elle n'a pas causé d'insomnie ; mais la malade éprouve à chaque instant le besoin d'étendre sa jambe.

4 janvier. Le développement des veines sous-cutanées autour des malléoles a disparu, mais il s'est montré à la partie supérieure et externe de la jambe, et à la région correspondante du genou.

Examen du thorax. — A la percussion on trouve à gauche et à droite de la submatité dans les régions claviculaires ; en arrière : matité dans les fosses sus et sous-épineuses droite ; submatité dans la fosse sus-épineuse gauche et diminution de l'élasticité dans toute la hauteur du poumon correspondant.

A l'auscultation on entend : en avant, une respiration rude et soufflante dans la partie supérieure du poumon gauche et des craquements humides à droite. En arrière, on perçoit : à droite, dans la fosse o us-épineuse, des souffles caverneux, des craquements humides, et de la bronchophonie. A gauche: des craquements moins nombreux et mélangés à du souffle. L'expectoration est assez abondante et constituée par des crachats aérés mêlés à d'autres crachats opaques, verdâtres.

5 janvier. La douleur a été moindre, mais pas de diminution de l'œdème. Pouls est assez fréquent. P. 120. Les battements du cœur sont tumultueux mais pas de souffle.

7 janvier. La phlegmatia a légèrement diminué; moins de douleur, moins d'œdème; les veines superficielles sont moins dilatées.

9 janvier. L'œdème de la jambe gauche persiste bien que la douleur disparaisse peu à peu (la jambe a été dès le début entourée de ouate arrosée de baume tranquille laudanisé.)

L'état général est peu satisfaisant : La peau est chaude, le pouls fréquent (120). Les lèvres sont un peu fuligineuses, la langue est sèche, le facies tiré ; vomissements incessants à la suite de quintes de toux.

10 janvier. L'œdème a encore diminué : il n'y a plus que la partie inférieure de la jambe gauche et du pied qui soit tuméfiée. Mais aujourd'hui la jambe droite est douloureuse à la pression vers sa partie postérieure : aucun autre signe cependant qui puisse faire constater la présence d'une phlegmatia.

La peau est chaude (temp. axillaire, 39°,4), pouls 120°.

13 janvier. La malade a eu hier, vers 3 heures de l'après-midi, un accès d'oppression qui à duré cinq à dix minutes, oppression qui fut accompagnée de rougeur de la face et de céphalalgie. A la suite d'application de sinapismes sur les cuisses, cette oppression a disparu; mais quelques instants auparavant le malade avait expectoré quelques crachats mêlés de filets de sang. Depuis, cette oppression n'a pas reparu, et, ce matin, on ne trouve pas de gêne marquée de la respiration, et l'examen de la poitrine n'indique rien de particulier. La douleur de la jambe droite a disparu ; la pression ne la réveille pas.

17 janvier. Depuis le matin, transpiration abondante. P. 120°. Température axillaire, 39°.

Plus de douleur dans la jambe droite, pas d'œdème. La jambe gauche seule est encore un peu sensible. La respiration ne présente pas d'inégalités : pas de nouvel accès d'oppression.

Urines.— Prises dans la vessie. Claires, transparentes, pas d'albumine, ni de sucre.

19 janvier. La douleur dans la jambe gauche est plus grande que ces jours passés ; elle s'accompagne d'une hypéresthésie généralisée

à toute la jambe mais nulle dans la cuisse de même que l'œdème; ce dernier, en effet, n'est marqué qu'au pied et au pourtour des malléoles; au palper on constate une élévation de la température cutanée du côté gauche.

Examen des poumons. — En avant, dans les régions claviculaires et sous-claviculaires droite et gauche : douleur et matité à la percussion. En arrière, matité également dans les fosses sus et sous-épineuses des deux côtés. A l'auscultation on entend : en avant à droite et à gauche des craquements humides ; en arrière et à gauche souffle lacunaire peu étendu et craquement humides dans la fosse sus-épineuse; en arrière et à droite : souffle, gargouillement, pectoriloquie.

Du 19 au 26 janvier. L'état local et l'état général présentent peu de changements.

27 janvier. Peau chaude. Temp. axillaire 39°,6. P. 132. Les lèvres sont fuligineuses, la langue est blanche mais peu sèche; toujours des vomissements à la suite de quintes de toux et un peu de diarrhée.

29 janvier. La face est plus amaigrie ; les yeux sont cernés.

P. 120°. R. 40. Temp. axillaire, 39°,4.

Urines prises dans la vessie, claires, transparentes. Ne donnent rien par la chaleur, et lorsqu'on y ajoute une goutte d'acide nitrique, il se produit une effervescence due à la présence des carbonates, mais pas de précipité d'albumine, pas de sucre.

10 janvier. P. 132. T. 39°. L'œdème de la jambe gauche et du pied existent encore d'une façon notable bien que les saillies malléolaires ne soient pas complètement effacées. La pression n'est plus douloureuse sur aucun point, et cependant le toucher révèle sur le trajet de la fémorale gauche la présence d'un cordon dû à ce vaisseau oblitéré. A droite, il y a un léger œdème, mais moins considérable que du côté correspondant.

31 janvier. La malade est de plus en plus faible ; les yeux sont cernés, excavés : le facies de plus en plus amaigri. P. 124°. T. 34°.

5 février. Bien que l'état général soit mauvais au point de croire que la malade va succomber, elle semble néanmoins se soutenir et depuis quelques jours prend quelques aliments qu'elle ne vomit pas. La diarrhée est peu abondante. La percussion et l'auscultation fournissent les mêmes signes que lors du dernier examen.

8 février. Depuis deux jours l'état général est très-mauvais ; l'œil est presque éteint, les yeux sont excavés. La toux plus fréquente,

amène une insomnie complète et l'expectoration est difficile : les crachats non aérés ressemblent à de la purée verdâtre. Le pouls, bien que régulier, est très-fréquent, 150 pulsations. Pas de souffle morbide au cœur.

La douleur a reparu dans la jambe gauche.

9 février. Le malade meurt.

10 février. Autopsie faite 24 heures après la mort. Rigidité cadavérique assez grande. Le membre inférieur gauche est le siége d'un œdème limité au pied et à la jambe. Pas d'œdème très-manifeste à la cuisse. La peau est blanche, d'un teint mat, pas de taches ecchymotiques, pas de développement superficiel des veines, mais au toucher un cordon dur, sur le trajet de la fémorale.

Le pied et la jambe droite sont aussi tuméfiées, mais à un degré moindre. Le reste du corps est considéralement amaigri.

A l'ouverture du thorax on constate des adhérences de la face et du bord antérieur des deux poumons, dans la moitié supérieure avec la face postérieure du sternum. Ces adhérences sont plus considérables à gauche qu'à droite et sont constituées par du tissu cellulo-fibreux qu'il est cependant possible de détacher avec les doigts. Point de liquide de la plèvre.

Poumon droit. — Poids, 780 grammes. Il adhère aux côtes par tout son lobe supérieur, mais surtout par sa partie inférieure et externe de ce dernier au niveau de la scissure interlobaire : en ce point, lorsqu'on essaye de le détacher, le tissu pulmonaire se déchire et les doigts pénètrent dans une caverne. A la face interne ou médiastine, au niveau du point où le péricarde touche à la plèvre, c'est-à-dire dans une étendue de 2 centimètres carrés, on trouve des adhérences entre ces deux membranes, et entre elles deux un dépôt séro-fibrineux, et des fausses membranes. Enfin, la surface du poumon est plus pâle qu'à l'état normal et on y voit çà et là des saillies légères et blanchâtres qui, au toucher, donnent la sensation de corps durs et qui sont des noyaux tuberculeux.

Lorsqu'on presse le lobe supérieur entre les doigts, on sent que le tissu pulmonaire est résistant, non élastique, non crépitant ; çà et là on sent des noyaux plus durs. A la coupe on ouvre une grande quantité de cavernes d'où s'écoule un pus qui est verdâtre, crémeux dans les petites lacunes et semblable à du lait caillé dans les grandes. Le volume de ces cavernes est variable : 3 surtout sont volumineuses et occupent la partie supérieure du lobe supérieur, et, entre elles, il en est d'autres plus petites : elles sont toutes séparées les unes des autres par un tissu sclérosé qui jeté dans l'eau gagne immédiatement le fond du vase. Il n'y a que la couche corticale de ce lobe suivant une épaisseur d'environ 1 centimètre qui ne présente pas cette induration. Ce tissu induré est d'un gris blanchâtre parsemé de taches et de traînées noirâtres qui lui donnent un aspect marbré ; on le coupe facilement par petites tranches minces ; il n'en sort ni air ni sang ; il contient, de plus, de nombreux noyaux d'indurations tuberculeuses.

Le lobe moyen, pris entre les doigts, crépite; mais on y sent disséminés des noyaux durs et du volume d'une noisette. A la coupe le tissu pulmonaire est pâle, on y voit des petites cavernes peu nombreuses et surtout des noyaux tuberculeux. Le tissu qui entoure les petites cavernes et les tubercules non ramollis paraît à peu près sain et un morceau jeté dans l'eau surnage. Le lobe inférieur présente aussi, principalement à sa partie supérieure, des petites cavernes et des tubercules, mais en quantité moindre encore que pour le lobe moyen.

Poumon gauche. Poids, 600 grammes. N'est malade que dans sa moitié supérieure où l'on voit quelques petites cavernes, au sommet seulement. Dans le reste de son étendue se trouvent des tubercules dont le nombre et le volume diminuent du sommet à la base, autour de ces noyaux le tissu pulmonaire est pâle, mais non induré; un fragment jeté dans l'eau surnage.

Cœur. Pas de péricardite, même dans le point correspondant au poumon droit où l'on a trouvé des fausses membranes. Pas de liquide dans la cavité du péricarde. Le cœur est d'un volume normal. Poids 230 grammes.

Le tissu de l'organe est pâle, décoloré et légèrement graisseux, pas de dilatation ventriculaire ou auriculaire, pas d'altération des valvules.

Foie. Poids 1770 grammes, très-volumineux, déborde de 4 à 5 centimètres le bords inférieur des fausses côtes, son tissu est jaunâtre.

Reins. Poids: droit, 140 grammes; gauche, 120 grammes. Pas d'augmentation de volume, le tissu est pâle, la capsule s'enlève facilement et au-dessous d'elle aucune altération apparente.

Intestins. A l'ouverture de la cavité abdominale il ne s'en écoule aucun liquide. Le grand épiploon est sain, pas de granulations péritonéales. La face muqueuse de l'intestin ne présente rien de particulier.

Vessie normale.

Utérus. Son volume est normal. Le col est réformé, il est petit et un peu violacé. A la coupe, la cavité du corps et du col n'offrent rien à noter.

Les veines qui constituent le plexus utéro-ovarien sont plus volumineuses qu'à l'état normal, surtout celles du côté gauche. Les veines utéro-ovariennes qui vont se jeter, celle de droite dans la veine cave inférieure, celle de gauche dans la veine rénale correspondante sont distendues par du sang noir, mou, et légèrement coagulé, ainsi que le démontre une section de ces vaisseaux suivant leur longueur. Il y a quelques veines du plexus qui contiennent des caillots blanchâtres, mais non adhérents à la tunique.

Les veines utérines contiennent un caillot, blanc rosé, non adhérent, qui se continue avec celui que nous retrouverons dans la veine hypogastrique.

Vaisseaux. L'aorte ne présente rien de particulier à noter dans toute son étendue. Il n'en est pas de même de la veine cave et des hanches qui lui donnent naissance.

En allant du cœur droit vers les extrémités, voici ce que l'on trouve. Le cœur droit est rempli de sang sous forme de caillots noirâtres et coagulés. La veine cave inférieure est également remplie par du sang qui lui donne un aspect noirâtre et la distend au point de lui donner un volume double de celui de l'aorte abdominale.

A environ 3 centimètres au-dessous du point où se jette la veine utéro-ovarienne droite dans la veine cave inférieure, on trouve en le sectionnant longitudinalement que le vaisseau est rempli non-seulement par du sang noir, mais encore par un caillot fibrineux d'un volume considérable. Ce caillot n'obture pas néanmoins complètement la lumière du vaisseau et il est recouvert, du moins du côté droit, par du sang noir coagulé qu'il faut écarter pour l'apercevoir dans toute sa longueur. Il commence au point que nous avons indiqué par une extrémité mince, arrondie et se prolonge en diminuant de volume jusqu'à l'origine de la veine cave. Là il se continue avec un caillot qui occupe la veine iliaque primitive droite, mais au point de réunion de ces deux parties du même caillot il y a une dépression recouverte par du sang noir, de telle sorte qu'au premier abord on croirait avoir deux caillots, bien qu'il n'y en ait réellement qu'un. Ce dernier se continue dans la veine iliaque primitive droite jusqu'au point où s'abouche dans celle-ci la veine iliaque interne dans l'intérieur de laquelle il se continue. La veine iliaque externe ne contient que du sang noir et un caillot blanc qui d'abord filiforme au niveau de l'iliaque primitive, devient de plus en plus volumineux à mesure que l'on descend vers la veine fémorale qu'il oblitère complètement. Parmi les deux caillots signalés tout à l'heure dans la veine cave, le supérieur si on vient à le sectionner présente les caractères suivants: il est blanc, entièrement dur, résistant, et en quelque sorte élastique. L'inférieur présente dans son intérieur une cavité anfractueuse, recouverte par une coque mince, et qui contient un liquide puriforme épais. Si l'on essaye alors de détacher ces caillots, on voit qu'ils sont adhérents à la paroi gauche de la veine cave, non-seulement par les prolongements qu'ils présentent dans les veines qui s'abouchent dans la veine cave, mais encore par de véritables adhérences aux parois de ce canal. Au niveau de ces adhérences, la paroi de la veine n'est pas rouge, mais est moins lisse que dans les autres points.

Telle est la disposition des thromboses veineuses que l'on rencontre dans la veine cave inférieure et dans les veines qui s'y rendent du côté droit.

A gauche, la terminaison de la veine iliaque primitive est complètement effacée, aplatie, par l'artère iliaque primitive droite; cet effacement est tellement complet que tout d'abord on ne trouve pas cette veine dont les parois sont tout à fait accolées l'une contre l'autre et qui ne contient ni sang, ni caillots. C'est seulement à 1 centimètre au-dessous qu'elle est volumineuse, arrondie sous la forme d'un cordon blanc rosé dont le volume égale celui de l'artère correspondante. Sectionnée dans le sens de sa longueur, on voit qu'elle est complètement oblitérée par un caillot qui occupe toute la veine iliaque primitive. Celui-ci est grenu, facile à désagréger dans sa partie supérieure, cependant il ne contient pas de liquide puriforme comme celui de la veine cave, il adhère à la face interne de la veine qui présente une coloration normale. Le tissu cellulaire qui entoure la veine en ce point paraît un peu induré et il est assez difficile d'en séparer la veine. Cependant dans aucun point du bassin on ne trouve d'inflammation du tissu cellulaire, ni dans le plexus utéro-ovarien, ni sur le trajet des veines qui en émanent.

Au-dessus de ce point, toutes les veines des deux membres: fémorales, poplitées, saphènes, sont oblitérées également et complètement par du sang qui présente partout les mêmes caractères: il est peu adhérent aux parois de la veine qui est distendue; il présente une coloration chocolat et lorsqu'on veut le désagréger il s'exfolie.

Obs. IV. — (Person.) Phthisie pulmonaire. Phlegmatia alba dolens.

Le nommé Belgre, 48 ans. Entre à l'hôpital Lariboisière, le 20 janvier 1878, salle Saint-Henri, n° 29 (Service de M. le Dr Ollivier).

Pas de traces de tuberculose dans ses antécédents héréditaires. Il est le dernier de huit enfants dont quatre vivent encore. Les trois autres ne sont pas morts de phthisie.

Né dans les environs de Rouen, il vint à Paris à l'âge de 30 ans, mais n'a jamais souffert de privations ou de misère.

N'a jamais eu aucune maladie dans son enfance, mais à l'âge de 20 ans il eut une fistule au périnée, fistule qui aurait été guérie au bout de quelques jours. Depuis cette époque jusqu'à il y a un an, le malade dit n'avoir jamais eu aucune affection ; à partir de ce moment il aurait maigri, perdu considérablement des forces et il fut pris d'une toux qui d'abord sèche, s'accompagna par la suite d'une expectoration peu abondante; mais pas d'hémoptysies, pas de vomissements, pas de diarrhée, l'appétit même est assez bien conservé. Au mois de septembre dernier il entre chez M. Cusco pour un rétrécissement de l'urèthre qui paraît avoir diminué, car aujourd'hui le malade urine facilement.

Etat actuel. Ce qui frappe dans l'état du malade, c'est son amaigrissement, amaigrissement tellement considérable que l'auscultation en arrière en est rendue assez difficile par les saillies anguleuses de l'omoplate.

A la percussion, on constate une diminution de la sonorité et de l'élasticité aux deux sommets en arrière, signes qui sont plus accentués à droite qu'à gauche. A l'auscultation, on entend des deux côtés du souffle bronchique, de la bronchophonie plus marquée à droite qu'à gauche. De plus à droite, dans la fosse sus-épineuse on entend dans les efforts de toux des craquements humides.

25 janvier. Pas d'amélioration dans l'état général. L'expectoration est un peu plus abondante; les crachats sont verdâtres, purulents, mêlés à des crachats de bronchite. A l'auscultation on entend des craquements humides au sommet droit.

Le 26. Amaigrissement et cachexie considérables, pas d'œdème, pas de diarrhée, pas de fièvre, pas de sueurs nocturnes.

9 février. Depuis trois jours le malade a de la fièvre le soir, suivie de sueurs. L'appétit qui était conservé jusqu'alors diminue; de plus

depuis quelques jours plusieurs selles diarrhéiques dans les vingt-quatre heures.

L'expectoration présente les mêmes caractères.

Poumons. A la percussion, matité dans les deux fosses sus et sous-épineuses droite et gauche, mais plus accentuée à droite. A l'auscultation : souffle lacunaire, gargouillements, dans la fosse sus-épineuse droite ; à gauche, craquements humides et souffle. En avant les signes sont les mêmes qu'en arrière.

Depuis hier le malade se plaint d'une douleur peu intense, du reste, à la base du poumon droit et l'auscultation révèle en ce point l'existence de frottements pleuraux. (Application d'un vésicatoire à ce niveau.)

Le 10. La douleur de la base du thorax a disparu; mais on entend encore quelques frottements. Pas d'accélération de la respiration, pas de fièvre.

Le 19. Amaigrissement et état cachectique de plus en plus prononcés, les os des mains ne sont plus recouverts que par la peau, le tissu cellulaire a complètement disparu. La déformation hippocratique des ongles est très-accentuée.

L'appétit a complètement disparu, ne prend plus que des bouillons et des potages, cependant pas de vomissements à la suite des quintes de toux qui est devenue plus fréquente et prive le malade de sommeil. Pas de diarrhée, il y a plutôt de la constipation. La peau n'est pas chaude, pouls 108.

Le 22. La faiblesse du malade est extrême. Depuis hier, à la constipation a succédé une diarrhée presque involontaire, la toux est toujours fréquente et l'expectoration difficile. Rhoncus trachéaux.

La jambe gauche est le siége d'un développement assez considérable des veines superficielles ; rien de semblable pour la jambe opposée. Il n'y a pas de douleur spontanée, mais le malade raconte que depuis deux jours il lui semblait qu'il avait besoin d'étendre la jambe. La pression détermine une douleur vive à la face postérieure de la jambe sur le trajet des troncs veineux; cette douleur existe également, bien que moins vide, à la partie inférieure de la fémorale; mais nullement au-dessus, dans le triangle de Scarpa, quoique en cette région on sente un cordon dur. Pas d'hyperesthésie bien notable de la surface cutanée qui présente seulement une élévation de la température. Température cutanée, jambe gauche, 35°,6. Température cutanée, jambe droite, 34°,8. Température axillaire droite, 37°,4.

En même temps, on constate à la partie inférieure de la face dorsale du pied gauche un œdème dur, pas très-douloureux. Rien de semblable du côté droit. Le malade meurt dans la journée.

Autopsie faite trente-huit heures après la mort. L'œdème de la jambe gauche remonte jusqu'à sa partie supérieure. La peau est blanche et la circulation veineuse superficielle a disparu. Pas d'œdème de la jambe droite.

A l'ouverture du thorax, on constate que les deux poumons sont légèrement adhérents à la face postérieure des côtes. Pas de liquide dans les plèvres.

Poumon droit. Poids, 1300 grammes. Adhérent par son sommet avec la cage thoracique, néanmoins il est facile de l'en détacher. La face extérieure de l'organe ne présente rien d'anormal, la plèvre n'est pas épaissie, ni adhérente. A la pression le lobe supérieur présente dans son épaisseur de nombreux et volumineux noyaux d'induration; mais le tissu qui les recouvre crépite sous la pression des doigts. A la coupe on trouve des cavernes nombreuses à la partie supérieure du lobe supérieur, on en trouve aussi sur la face médiastine du poumon, dans le point qui correspond au péricarde. Tout autour de ces cavernes le tissu pulmonaire est ramolli, humide, et la pression en fait sortir un liquide sanguinolent et peu aéré; un morceau de ce tissu jeté dans l'eau gagne le fond du vase. Toute la partie inférieure du lobe supérieur, ainsi que le lobe moyen sont remplis de granulations tuberculeuses autour desquelles le tissu pulmonaire est légèrement rosé et non induré. Le lobe inférieur est presque sain, sauf quelques granulations à sa partie supérieure, granulations accompagnées d'une congestion pulmonaire.

Poumon gauche. Poids, 900 grammes. Présente à sa partie supérieure une caverne du volume d'un œuf de poule. Cette caverne est traversée par des brides de tissu pulmonaire induré. Autour de cette caverne la substance est également sclérosée, mais dans une étendue peu considérable. La partie inférieure du lobe supérieur et la partie supérieure du lobe inférieur sont remplies de granulations tuberculeuses autour desquelles le parenchyme pulmonaire est rosé, mais crépite ; un morceau de cette substance jeté dans l'eau surnage, la partie inférieure de ce lobe est saine.

La face externe et inférieure du poumon droit est rugueuse (langue de chat), et à ce niveau la plèvre viscérale adhérait à la plèvre pariétale, cependant pas de liquide, pas de fausses membranes.

Cœur. Pas de liquide dans la cavité péricardique, mais dans le point qui correspond aux cavernes que nous avons signalées sur la face médiastine du poumon, l'enveloppe du cœur présente un léger dépôt blanc laiteux; il en existe autant sur la face antérieure et le bord droit de l'oreillette droite.

Le cœur est volumineux. Poids, 420 grammes. Rempli de caillots.

Il présente une surcharge graisseuse assez grande sur ses faces antérieure et postérieure. Le ventricule droit est rempli de caillots de sang noir et diffluent. Pas d'altération des valvules, par de dilatation du venticule droit. Le tissu de l'organe est mou et jaunâtre.

Foie. — Poids 1220 gr. Le tissu en est jaunâtre.

Rate. — 120 gram. Moins rouge qu'à l'état normal.

Rein droit. — 170 gr. Gauche, 210 gr.; volumineux; la capsule s'enlève facilement : à la coupe dégénérescence graisseuse.

Vaisseaux. — La veine cave contient des caillots de sang mou. La veine iliaque primitive gauche est remplie par du sang noir coagulé et un peu ferme; au niveau de l'origine de celle-ci existe un caillot blanc rosé, non adhérent aux parois du canal et qui se prolonge dans la veine iliaque externe et de là dans la veine fémorale. Les veines du côté opposé n'offrent rien de semblable.

Comme on le voit, par ces deux observations, c'est lorsque l'affection pulmonaire était arrivée à sa troisième période que la phlegmatia alba dolens s'est montrée. Ce fait est constant dans la phthisie, contrairement à ce que l'on peut quelquefois rencontrer dans le cancer où l'œdème blanc douloureux apparaît alors qu'il n'existe encore aucun signe très-manifeste de cancer (1).

Cet œdème débute le plus ordinairement par les membres inférieurs, et il envahit d'abord la jambe gauche pour se montrer ensuite à droite : cependant on l'a vu commencer par la jambe droite, mais c'est un fait exceptionnel et chez nos deux malades c'est à gauche qu'il a existé primitivement. La phlegmatia peut aussi apparaître aux bras tout d'abord : tel est le cas du malade signalé par Trousseau.

Quelle que soit la partie des membres par laquelle dé-

(1) Trousseau. Clinique médicale, t. III.

bute l'œdème blanc, il s'accompagne d'un symptôme qui appelle l'attention du malade et du médecin ; c'est la douleur, douleur qui préexiste quelquefois à l'œdème et qui tantôt est spontanée et s'accompagne d'engourdissement dant toute la jambe et la cuisse : le membre paraît lourd au malade et il lui est impossible de l'élever de dessus le lit ; tantôt au contraire la pression est nécessaire pour la provoquer : c'est le cas du phthisique de l'observation IV; mais il est un fait qui a existé chez les 2 malades, c'est le besoin d'étendre la jambe..

Si la douleur existe spontanément, le toucher l'accentue et alors, ou bien elle est seulement marquée sur le trajet des troncs veineux et dans quelques points spécialement (face postérieure de la jambe, à l'anneau du soléaire, le long de la fémorale, dans le triangle de Scarpa), ou bien elle est générale et la peau est le siége d'une hyperesthésie tellement vive que, comme chez le malade de l'observation III, le simple toucher réveillait une douleur très-grande et que le simple contact du drap ne pouvait être supporté.

Nous avons, de plus, remarqué chez nos 2 malades que la pression déterminait de la douleur sur le trajet des veines de la jambe, mais nullement sur celui de la cuisse bien que l'on ait constaté pendant la vie la présence d'un cordon dur et après la mort l'oblitération complète de la veine fémorale. La peau de la cuisse également n'a jamais été sensible comme celle de la jambe. La douleur présente des intermittences; ainsi dans l'observation III, 7 à 8 jours après son apparition elle avait diminué et cette diminution avait coïncidé avec l'apparition de l'œdème du côté droit ; elle reprit ensuite son intensité qui fut toujours plus grande que du côté droit.

L'œdème, après avoir débuté par le pied, occupe ensuite progressivement les malléoles, la jambe, puis la cuisse ; chez nos 2 malades cependant cette dernière partie n'en a jamais présenté. Cette hydropisie s'accompagne d'une élévation locale de la température qui se marque par plusieurs dixièmes de degré ; ainsi, dans l'observation IV, tandis que la température du côté sain était de 34,8; du côté tuméfié au contraire elle était de 35,6 ce qui fait donc une augmentation de 8/10 de degré ; chez l'autre malade la température n'a pas été prise, mais la différence était sensible au simple toucher.

Aucune traînée bleuâtre n'apparut sur le trajet des grosses veines, il y eut seulement au début un développement exagéré des veines superficielles.

La marche de l'œdème est généralement progressive, et lorsqu'une fois il a envahi un membre il peut diminuer par intervalles, occuper ensuite d'autres membres ; mais il ne disparaît jamais complètement, fait contraire à celui que l'on rencontre chez les cancéreux où l'on ne peut voir une phlegmatia apparaître au début de l'affection et disparaître ensuite.

Lorsque la thrombose se montre dans le tuberculose chronique, elle annonce le plus ordinairement une fin prochaine (1). Elle a donc une valeur pronostique grave, puisque non-seulement elle survient à la 3e période de la phthisie, mais qu'elle peut tuer brusquement par elle-même, par le fait d'une embolie. Louis en cite un exemple dans ses observations (2).

Nous n'avons pas à entrer ici dans l'étude de la pathogénie de cet œdème ; nous ferons seulement remarquer que les deux autopsies nous montrent qu'il paraît y avoir, dans les deux cas, une cause anatomique capable d'expliquer pourquoi l'œdème s'est montré d'abord à gauche, et l'on peut se demander si dans les faits où il s'est montré primitivement

(1) Hérard et Cornil.

(2) Louis. Traité de la phthisie. Observation, 47.

dans d'autres points il n'y avait pas là également une cause anatomique ayant passé inaperçue, et pouvant le démontrer.

3° DE L'ŒDÈME CACHECTIQUE

L'œdème cachectique de la tuberculose chronique ne diffère pas de celui que l'on rencontre à la fin des autres maladies. Nous n'en ferons ici qu'une description succincte, attendu que nous aurons l'occasion de décrire cette variété d'œdème en la différenciant d'avec celui qui est dû à la pneumonie chronique péritubercuIeuse, avec lequel nous croyons qu'il a été confondu.

L'œdème cachectique peut occuper indifféremment telle ou telle partie du corps : il est le résultat d'une cause mécanique, artificielle et est, pour ainsi dire, soumis à l'action de la pesanteur.

En effet, on peut le voir siéger à la face, au bras, à la jambe. Dans l'observation V il s'est montré au bras droit. Cet œdème n'est pas douloureux, il est mou, survient quelquefois rapidement, dans l'espace d'une nuit, à la suite d'un décubitus prolongé sur une partie du corps et disparaît vingt-quatre, trente-six heures après si l'on fait disparaître la cause qui l'a produite. Qu'un phthisique non œdématié laisse ses jambes pendantes (1) sur le bord de son lit pendant quelques heures, celles-ci deviendront le siége d'un œdème dû à ce que les parois des vaisseaux n'ont plus assez d'énergie pour en se contractant, vaincre l'influence de la pesanteur ; mais, que le malade se recouche et reprenne la position horizontale, l'œdème disparaîtra, et cela d'autant plus vite qu'il aura mis plus longtemps à se produire : c'est là l'œdème cachectique proprement dit.

Mais il est d'autres malades, qui en dehors des conditions précédentes, présentent aux membres inférieurs un

(1) Observation 7.

œdème double, particulier, persistant et chez lesquels on trouve à l'autopsie de la pneumonie chronique développée autour des tubercules, c'est cette variété d'œdème que nous allons étudier.

CHAPITRE II

DE L'ŒDÈME DES MEMBRES INFÉRIEURS DU A LA PNEUMONIE CHRONIQUE

L'hydropisie des membres inférieurs due à la pneumonie chronique concomitante aux tubercules pulmonaires, a été à peine signalée par les auteurs.

C'est pendant notre internat provisoire à l'hospice d'Ivry que nous avons entendu à plusieurs reprises notre excellent maître M. le Dr Ollivier, faire remarquer à ses élèves l'existence relativement assez fréquente de cet œdème chez les phthisiques, œdème qui, d'après lui serait mécanique, analogue à celui que l'on voit survenir chez les malades atteints de bronchite chronique et de dilatation des bronches.

En recherchant dans les ouvrages qui se sont occupés spécialement de la phthisie, on constate que Louis ne parle pas de cette variété d'œdème; qu'Hérard et Cornil ne signalent, dans leur traité, l'hydropisie des membres inférieurs, en dehors des lésions rénales, que comme le résultat d'une profonde cachexie. Il faut cependant remarquer que beaucoup de tuberculeux meurent dans un état de marasme et d'émaciation assez considérable sans pour cela avoir de l'œdème des membres inférieurs.

On peut donc se demander pourquoi cette différence entre deux malades également cachectiques, l'un présentant de l'œdème et l'autre pas ?

On admettait autrefois (1) que l'œdème et la thrombose veineuse étaient dus à une altération spéciale du sang, appelée inopexie, en vertu de laquelle, chez les cachectiques, le sang avait de la tendance à la coagulation spontanée.

Cette opinion n'est plus acceptée entièrement par tous les auteurs, entre autres par M. Germain Sée pour qui l'œdème est dû bien moins à l'altération du sang qu'à une dégénérescence graisseuse des muscles des veines et de leurs valvules, en vertu de laquelle ces vaisseaux n'ont plus qu'une contractilité insuffisante (2).

On peut admettre que ces deux sortes de causes existent et alors se demander si, puisqu'on les rencontre chez tous les phthisiques, il n'est pas nécessaire qu'il se surajoute pour la production de l'œdème, une autre cause adjuvante qui, tantôt sera extérieure en quelque sorte, artificielle comme le décubitus prolongé sur un côté du corps et produira l'œdème cachectique proprement dit, qui tantôt tiendra, le plus souvent, à une cause anatomique comme dans la phlegmatia et tantôt enfin sera le résultat d'une gêne mécanique de la circulation pulmonaire, ce sera l'œdème consécutif à la pneumonie chronique pérituberculeuse.

Du reste, cette gêne mécanique de la circulation pulmonaire pour expliquer l'hydropisie des membres inférieurs dans la phthisie chronique, a été signalée. Ainsi, on lit dans le traité de pathologie interne de M. le professeur Jaccoud (3) : « L'accroissement de la pression veineuse est la condition génératrice d'un grand nombre d'hydropisies qui peuvent prendre le titre d'hydropisies mécaniques. Indépendamment des lésions cardiaques les principales causes de l'hydropisie mécanique sont : les altérations pulmonaires

(1) Bouchut (Pathologie générale). Th. Witkowski. — Vogel.

(2) De Hérédia. Th. Paris, 1874. Pathogénie des Hidropisies.

(3) Jaccoud. Pathologie interne, t. Ier. Art. Hydropisie.

qui rétrécissent le champ circulatoire, la sclérose avec ou sans dilatation des bronches, la *tuberculose chronique.* »

Enfin, M. le professeur Charcot, dans sa thèse d'agrégation (1), cite un cas de pneumonie chronique, sans tubercules, lequel s'est accompagné d'œdème des membres inférieurs, sans albuminurie. Ne peut-on pas par conséquent admettre qu'un poumon, dont la circulation est déjà entravée par la présence de tubercules, ne puisse, sous l'influence d'une induration parenchymateuse concomitante, gêner mécaniquement le cours du sang de la petite circulation et de là celui de la veine cave inférieure au point d'amener un œdème des deux membres abdominaux ?

M. Jaccoud cite dans une de ses cliniques un exemple d'œdème analogue à celui dont nous parlons : c'était chez un malade qui pendant la vie avait présenté surtout des signes de sclérose pulmonaire, et à l'autopsie duquel on trouva en outre le poumon rempli de tubercules pulmonaires. Dans ce cas le savant professeur dit que l'on peut « sans hésitation aucune », rattacher l'œdème à la lésion pulmonaire seule ; car, malgré l'étendue de celle-ci, le cœur était intact (2).

Quelques auteurs, en effet, ont admis dans ces cas-là, la possibilité de l'œdème, mais pour eux, il y aurait toujours une dilatation du cœur droit et de son orifice auriculo-ventriculaire, et l'hydropisie serait alors plutôt le fait de l'affection cardiaque que de la gêne mécanique de la circulation pulmonaire.

Je crois qu'ici il faut distinguer deux cas : on peut voir en effet, chez les phthisiques qui présentent déjà des signes plus ou moins avancés de tuberculose, survenir une inflammation pulmonaire qui complique l'affection chronique,

(1) Charcot. De la pneumomie chronique. Th. agrégation médecine 1860.

(2) Jaccoud. Clinique de la Charité.

laquelle inflammation, si elle est peu étendue, produira de l'œdème des membres, mais un œdème passager et peu étendu également qui disparaîtra avec la cause qui l'a produite; d'autre part, si cette complication est très-étendue comme dans les faits signalés par M. X. Gouraud (bronchite capillaire) (1) et M. Brun-Bourdaux (congestion) (2), il se peut que le champ circulatoire se trouvant brusquement diminué, il y ait une dilatation du cœur droit et de l'œdème consécutif avec des symptômes d'asystolie (pouls veineux, pouls hépatique). M. Lacombe cite des faits où l'on a vu se produire de l'albuminurie (3).

Mais alors la maladie se trouve sous la dépendance d'une période aiguë, et tel n'est pas le fait que l'on trouve dans la tuberculose à marche chronique où, suivant la plupart des auteurs, les affections du cœur droit, contrairement à l'opinion de M. Gouraud, sont très-rares.

Telle est du moins l'opinion émise par M. Maurice Raynaud (4), telle est aussi celle de Rühle : « L'œdème du tissu cellulaire sous-cutané s'observe dans les périodes ultimes de la phthisie et il y a deux causes capables de l'expliquer, causes qui peuvent être combinées : la fluidité du sang et les troubles circulatoires, mais dans la phthisie ces derniers ont rarement leur cause dans le système central.

Telle est aussi l'idée qui résulte de l'examen des faits présentés par les observations de M. Charcot, de M. Jaccoud (6) et aussi par celle de notre malade chez laquelle il

(1) X. Gouraud. Th. Paris 1865. De l'influence pathogénique des maladies pulmon. sur le cœur droit.

(2) Brun-Bourdeaux. Th. Paris, 1877. Des maladies du cœur droit dans la phthisie.

(3) Lacombe Th. Paris 1874. De l'albuminurie dans la phthisie.

(4) Dict. de médecine et de chirurgie. Art. Cœur, par M. Raynaud, p. 660.

(5) Rùhle.

(6) Charcot. Jaccoud. loc. cit.

n'y a eu ni phénomènes inflammatoires, ni symptômes d'asystolie et de cyanose, comme dans les auteurs précédemment cités et chez laquelle cependant nous avons constaté cet œdème, sans que l'autopsie ait pu démontrer l'existence d'une dilation du cœur droit.

En résumé l'induration chronique périturberculeuse est la condition pathogénique de cette variété d'œdème ; mais il faut cependant qu'elle soit assez étendue : chez notre malade elle occupait tout un poumon.

Fréquence. — Sur les six malades morts avec de l'œdème des membres inférieurs, cette variété d'hydropisie s'est montrée deux fois.

Symptômes. — Dans les trois observations que nous rapportons plus loin, cet œdème a débuté lentement par les extrémités inférieures où il est resté limité. En effet, son étendue n'a jamais été considérable. Après avoir occupé le pied et les malléoles dont les saillies n'ont jamais été complètement effacées, il a gagné la partie moyenne de la jambe qu'il n'a jamais dépassée.

La peau est blanche, mate, sans aucune trace apparente de veines dilatées. La température ne présente rien de particulier.

Cet œdème n'est pas douloureux spontanément, de telle sorte qu'il peut passer inaperçu, d'autant plus qu'il n'est jamais bien considérable.

La pression a réveillé, chez les deux malades, mais sur tout chez la femme une sensibilité légère et générale de la peau dans toute la région tuméfiée.

Enfin, dans sa marche, cet œdème a présenté pour caractère d'être bornée, dans les deux cas aux malléoles et à la partie inférieure des deux jambes. Il ne dépassa pas cette limite, mais fut persistant et symétrique. Cependant, sous l'influence de la diarrhée, il a pu diminuer, mais n'a jamais disparu complètement, la diminution, quand elle s'est produite, a été égale aux deux jambes.

Le diagnostic de cet œdème doit être fait avec l'œdème : de la phlegmatia alba dolens, des maladies du rein et surtout avec l'œdème cachectique.

Le diagnostic avec l'œdème de la phlegmatia est facile : car dans ce cas il siége primitivement à un seul membre ; il y a sur le trajet des veines, une douleur vive qui n'existe pas dans cette variété ; et à l'autopsie on ne trouve pas d'oblitération veineuse comme dans la phlegmatia (Jaccoud).

Il est facile de reconnaître cette hydropisie de celle qui se rencontre [dans les complications rénales, où elle est bien plus étendue, outre qu'elle se montre quelquefois primitivement à la face et qu'elle s'accompagne souvent d'albumine dans les urines.

Mais jusqu'à présent on avait fait rentrer cette variété d'œdème dans la classe des œdèmes cachectiques ; je crois cependant qu'il existe plusieurs points qui peuvent l'en faire différencier :

1° Son début qui est progressif, tandis que souvent l'œdème cachectique, comme chez notre malade, survient rapidement du jour au lendemain et occupe à la fois tout un membre.

2° Son siége : cet œdème a occupé dans les deux observations les extrémités inférieures des jambes ; il en a été de même chez le malade de M. Jaccoud : il est resté limité à ce point, tandis que l'œdème cachectique peut occuper indifféremment telle ou telle partie du corps.

3° Sa marche : une fois produit, il n'augmente ni ne diminue beaucoup ; il est permanent comme la cause qui l'a déterminé et qui ne rétrograde pas. Il se passe là un fait analogue à celui que l'on rencontre dans la cirrhose hépatique. Or, si l'on avait affaire à un œdème purement cachectique, il devrait augmenter à mesure que la maladie avance vers le terme fatal, la cachexie augmentant d'autant plus.

Valeur diagnostique. — Cet œdème peut donc avoir une valeur diagnostique assez grande puisqu'à lui seul il peut faire soupçonner la lésion pulmonaire concomitante et la faire reconnaître : fait qu'il est quelquefois difficile d'établir avec les signes de l'auscultation (Charcot, Jaccoud).

C'est grâce à ce signe, dont nous avons pu apprécier l'importance chez la femme du n° 17 (Sainte-Elisabeth), qu'il nous a été possible de dire que la lésion avait dû être la même chez le malade dont le diagnostic n'a pu être vérifié par l'autopsie.

Valeur pronostique. — Lorsque chez un malade atteint de tuberculose chronique on voit apparaître cet œdème, le pronostic est grave. En effet, cette hydropisie indique qu'autour des tubercules il existe une lésion qui ne disparaîtra pas et doit faire mourir le malade dans un terme assez rapproché : des deux malades l'un est mort 15 jours, l'autre 32 jours après l'apparition de ce symptôme.

Lorsque l'œdème est dû à une inflammation aiguë concomitante, un traitement local approprié (révulsifs) peut, en faisant disparaître cette complication, amener une disparition de l'hydropisie ; mais lorsqu'au contraire il est le signe d'une pneumonie chronique, le traitement est généralement sans effet ; la lésion ne diminuant pas, il ne peut quelquefois qu'en empêcher l'accroissement.

Obs. V (personnelle). — *Phthisie pulmonaire avec œdême des membres inférieurs.* — *Sclérose pulmonaire.*

La nommé Rémi, 27 ans couturière, entre à la salle Ste-Elisabeth, le 10 octobre 1877, n° 18 (service de M. le Dr Ollivier).

Père mort d'une pleurésie. Mère morte d'une fluxion de poitrine.

Réglée à l'âge de 17 ans, très-irrégulièrement tous les deux ou trois mois. Leuchorrée dans l'intervalle des règles. A l'âge de 21 ans eut un enfant qui mourut au bout de deux mois. Grossesse et accouchement sans accidents; pas de fausses couches. Née dans la Meurthe, elle habite Paris depuis l'âge de 13 ans. Pas de privations.

Dit avoir eu de la gourme dans son enfance : à l'âge de 8 ans fluxion de poitrine. De plus elle est d'un tempérament nerveux (sensation de boule hystérique, étourdissements, etc.). Aucun accident spécifique. Le début de la maladie date de dix mois ; la toux serait survenue brusquement, à la suite d'un refroidissement : depuis cette époque aussi les règles se sont supprimées.

Etat actuel. — La malade est pâle, amaigrie ; pas d'œdème des membres inférieurs.

Thorax. — A la percussion : matité au niveau de la fosse susépineuse gauche ; submatité au sommet droit. A l'auscultation du poumon gauche, on entend au sommet des craquements humides, et une respiration soufflante et rude dans le 1/2 supérieur de l'organe. Poumon droit une expiration prolongée au sommet en arrière ; en avant : craquements humides dans la région sous-claviculaire.

Cœur. — Battements faibles ; pas de lésions d'orifice. Pas de vomissements ni diarrhée. Ni sucre, ni albumine dans les urines. Fièvre hectique suivie de sueurs nocturnes.

Traitement. — J. Diacode. Vin de quinquina. Pilules d'atropine (le soir).

29 octobre. L'état général s'est aggravé : l'amaigrissement a fait de sensibles progrès. Perte d'appétit. De plus, vomissements à la suite de quintes de toux. Depuis hier soir : diarrhée ; pas de sang dans les garde-robes.

Du 8 au 25 novembre. — La diarrhée persiste (lavements laudanisés et amidonnés.

5 décembre. — Vomissements alimentaires à la suite de quintes de toux.

15 décembre. La diarrhée qui avait disparu depuis quelques jours a reparu (bismuth et diascordium).

25 décembre. — Depuis quatre à cinq jours plus de vomissements ni diarrhée.

5 janvier. — Les vomissements et la diarrhée ont reparu. La face est encore plus amaigrie : les pommettes sont saillantes.

Les pieds sont le siége d'un léger œdème. A la pression toute la partie tuméfiée est un peu douloureuse. Cependant on ne voit aucun développement des veines sous-cutanées et l'on ne sent pas de cordon sur le trajet d'aucun vaisseau. Pas d'œdème de la face. Pas d'albumine dans les urines.

Poumons. — Percussion : en arrière et à droite, diminution de la sonorité dans les fosses sus et sous-épineuses. En arrière et à gauche ; matité complète dans la partie supérieure du poumon et submatité dans la partie inférieure.

Auscultation : en arrière, souffle aux deux sommets, craquements humides et bronchophonie, plus étendus à gauche. Dans toute la hauteur du poumon gauche on entend également des craquements humides et de la respiration soufflante.

En avant : respiration rude, prolongée, un peu soufflante au sommet droit : à gauche souffle caverneux, pectoriloquie, gargouillements dans la région sous-claviculaire.

7 janvier. — La diarrhée et les vomissements persistent. L'œdème des membres inférieurs occupe les pieds, les malléoles et la partie inférieure des deux jambes. Il présente les mêmes caractères aux deux membres : il n'est pas très-considérable au point de déformer les parties. La peau est d'une couleur mate, sans traînées bleuâtres ; elle est un peu douloureuse dans toute son étendue et en la comprimant sur la face antéro-inférieure du tibia on y détermine un léger godet.

La température, à ce niveau, n'est pas élevée : il y a plutôt une légère diminution de la chaleur cutanée et la malade a la sensation du froid.

10 janvier. — Œdème du bras droit par suite du décubitus latéral droit : non douloureux ; pas de traces de phlébite.

L'amaigrissement du corps est de plus en plus considérable, surtout pour la face dont les yeux paraissent agrandis. Diarrhée un peu moindre.

13 janvier. — La respiration est plus gênée que les jours précédents. R. 60. Le pouls est fréquent (120). La peau est un peu chaude. L'auscultation révèle les mêmes signes cavitaires à gauche; à droite

on entend de nombreux râles dans toute la hauteur du poumon. L'œdème des jambes a légèrement augmenté. (Application d'un vésicatoire en avant et à gauche).

14 janvier. — Le vésicatoire n'a produit aucune rubéfaction de la peau. La peau est moins chaude, mais la faiblesse de la malade est très-grande.

16 janvier. — L'œdème du bras droit a disparu. Celui des membres inférieurs n'a pas augmenté.

19 janvier. — L'état de la malade n'a présenté depuis le 16 aucune particularité jusqu'à sa mort.

Autopsie. — Faite trente-six heures après la mort. Peu de rigidité cadavérique. Léger œdème des pieds et de la partie inférieure des jambes. A l'ouverture du thorax adhérences considérables des deux poumons, surtout du poumon gauche avec la face postérieure des côtes. Pas de liquide dans les plèvres.

Cœur. — Epanchement séreux d'environ 100 grammes dans le péricarde, mais pas de dépoli de la séreuse, pas de traces de fausses membranes, ni de plaques laiteuses sur la face antérieure de l'organe. Le cœur est petit, graisseux. Débarrassé des caillots qu'il contient, il pèse 190 grammes.

La largeur de la circonférence du ventricule droit à sa base est de 120 mill. Celle du ventricule gauche, 100 mill. Pas de dilatation ventriculaires, pas d'hypertrophie. Pas d'altération des valvules. Au point de vue de sa texture, le cœur est extérieurement presque complètement entouré de graisse et, à la coupe, son tissu est mou, jaunâtre.

Poumon gauche. — Poids 950 gr. Cet organe présente des adhérences très-fortes avec la paroi thoracique. Son volume n'offre rien de particulier. Lorsqu'on l'a enlevé du thorax et qu'on le pose sur la table, on voit qu'il ne s'affaise pas. Il a un aspect blanchâtre dû à la plèvre qui le recouvre et qui est fortement épaissie : de plus elle adhère complétement au tissu pulmonaire, et il est impossible de l'en séparer.

A la pression des doigts le tissu pulmonaire ne crépite pas et ne se laisse pas déprimer comme à l'état normal ; il n'est pas élastique excepté au niveau de la base et de la circonférence de celle-ci dans une hauteur de 2 centimètres.

A la coupe on peut diviser ce tissu perpendiculairement à son axe par tranches de 1 centimètre d'épaisseur, sans que celles-ci s'affaissent ou se déforment soit naturellement, soit même par la pression.

La couleur du parenchyme est d'un gris cendré parsemé de points noirâtres : il est résistant et sec, en ce sens qu'un morceau pris entre les doigts ne s'affaisse pas et qu'il n'en sort ni sang ni air, mais seulement du pus crémeux qui sort des bronches. Un morceau de ce tissu jeté dans l'eau gagne aussitôt le fond du vase. Ce tissu induré entoure de nombreuses cavernes de volume variable, dont la plus grande, du volume d'une grosse noix, siége à la partie antérieure du sommet du lobe supérieur.

Dans le lobe inférieur le poumon est farci de noyaux tuberculeux : on y rencontre pas de cavernes : mais autour de ces noyaux le poumon est aussi induré que dans le lobe précédent ; néanmoins le tissu est peut-être un peu moins grisâtre, un peu plus rosé, bien que la pression n'en fasse sortir ni sang ni liquide spumeux.

La plèvre médiastine de ce poumon présente çà et là des granulations tuberculeuses.

Poumon droit. — Poids 650 gr. Crépite sous la pression, au niveau des bords antérieur et postérieur seulement ; mais vers la face externe on sent de nombreux noyaux disposés en chapelet suivant toute la hauteur du poumon. A la coupe on constate que tout autour de ces noyaux le tissu pulmonaire est congestionné.

Foie. — 2,700 gr. Dégénérescence graisseuse très-accentuée. Le tissu est jaune.

Reins. R. droit. — 150 gr. R. gauche, 170 gr. Ils sont d'un volume normal. La capsule se détache facilement et au-dessus d'elle la surface du rein est jaunâtre et décolorée. A la coupe, décoloration de la substance en général. L'application de teinture d'iode et d'acide sulfurique n'y détermine pas les colorations propres à la dégénérescence amyloïde.

Rate normale. — Rien dans l'utérus et annexes.

Obs. VI. — *Personnelle.* — *Tuberculose pulmonaire avec œdème des deux membres inférieurs.* — *Pneumonie chronique* (?).

Le nommé D..., âgé de 38 ans, garçon d'hôtel. Entré à la salle Saint-Henri le 12 décembre 1877. Lit n° 1.

Pas d'antécédents de tuberculose dans sa famille. Marié, il a eu une fille âgée de 12 ans et bien portante. Pas d'excès alcooliques ; pas de privations ni misère.

Le malade s'est toujours bien porté dans son enfance. Il y a sept ans a eu un chancre mou, suivi quinze jours après d'une adénite qui a été incisée. Pas de traces, du reste, d'accidents syphilitiques.

Depuis trois ans le malade avait tous les hivers une toux sèche, mais légère; mais depuis quatre mois elle est devenue fréquente au point d'empêcher le sommeil : elle était accompagnée de crachats blancs jaunâtres. A ce moment il alla consulter un médecin, mais, malgré le traitement, la maladie empira et depuis quinze jours il y a perte d'appétit. En même temps, il y eut vomissements alimentaires à la suite de quintes de toux. Fièvre suivie de sueurs nocturnes. Depuis un mois laryngite et dysphonie.

Etat actuel. Léger amaigrissement. Face pâle.

Poumons. — Percussion : en avant et à gauche, matité dans toute la région clavipectorale. A droite la sonorité est à peu près conservée. En arrière et à gauche : matité dans les fosses sus et sous-épineuses. A l'auscultation on entend : en avant et à gauche dans la région sous-claviculaire : craquements humides, gargouillements et pectoriloquie dans un espace assez étendu.

A droite et en avant : craquements humides et souffle dans la partie supérieure du poumon. En arrière craquements humides au sommet des deux poumons et de plus souffle lacunaire à gauche.

L'expectoration est assez abondante : crachats purulents et peu aérés. Perte d'appétit. Langue blanche. Pas de diarrhée.

Cœur. — Rien. Pouls 88°. Temp. rectale 38.1. Rien de particulier dans les autres organes.

Urines. — Pas d'albumine, pas de sucre.

Traitement. — Vésicatoire au sommet gauche (région sous-claviculaire). Vin de quinquina. Huile de foie de morue.

15 décembre. — Diarrhée. On supprime l'huile de foie de morue.

17 décembre. — On constate un peu d'œdème des deux membres inférieurs, limité aux pieds et aux malléoles. Pas de douleur sur le trajet des veines. Pas d'albumine dans les urines.

21 décembre. — Un peu de ballonnement du ventre. Tympanite. Pas d'ascite. Pas de douleur à la pression.

28 décembre. Le malade se plaint de n'avoir pas d'appétit; il est constipé depuis plusieurs jours : on le purge.

2 janvier. Persistance de l'œdème des jambes. Il est peu considérable, limité aux deux malléoles dont les saillies ne sont pas complètement effacées. La pression du doigt détermine à leur niveau un

godet qui persiste assez longtemps. Cette pression est légèrement douloureuse.

Poumons. — Percussion ; en arrière et à gauche : matité complète dans les fosses sus et sous-épineuses, matité descendant jusqu'à la partie inférieure de l'omoplate. A droite la matité descend un peu moins bas. La percussion donne en avant : une matité descendant à droite jusqu'à la 3e côte et à gauche jusqu'à la région précordiale.

Auscultation : à droite et en arrière souffle caverneux, craquements humides ; à droite et en avant : souffle et nombreux râles humides. A gauche et en avant : gargouillement, pectoriloquie, souffle lacunaire. A gauche et en arrière : en haut : souffle lacunaire et craquements humides dans toute la hauteur du poumon.

Urines : jaunes et claires. Réaction fortement acide. D. 1014. Pas de précipité par la chaleur et acide nitrique. Pas de sucre.

25 janvier. Bien qu'il n'augmente pas, l'œdème des jambes existe toujours. La laryngite tuberculeuse fait de rapides progrès, le malade est presque aphone. Mêmes signes du côté du poumon. Expectoration constituée par des crachats opaques, adhérents, puriformes. Pas de fièvre.

26 janvier. — Diarrhée depuis hier.

27 janvier. — Expectoration pénible. Diarrhée abondante et involontaire. L'œdème des jambes a légèrement diminué des deux côtés.

31 janvier. Le malade meurt. L'autopsie n'a pu être faite.

OBS. VII (personnelle). — *Phthisie pulmonaire avec œdème des membres, inférieurs. — Pneumonie chronique* (?).

La nommée Gueuleux, 28 ans. Mariée. Entre le 15 janvier 1872 salle Sainte Elizabeth, n° 15 *bis*.

Père mort à 40 ans d'une fluxion de poitrine après dix-sept jours de maladie. Mère vit encore et est âgée de 77 ans. Ont été 5 enfants, 2 survivent, est la plus jeune.

Réglée à l'âge de 13 ans, régulièrement ; leucorrhée légère dans l'intervalle des époques menstruelles. Mariée à 15 ans et 2 mois, eut son premier enfant à l'âge de 16 ans, et 4 autres venus dans l'intervalle de trois ans.

A Paris depuis sept années, y a toujours exercé la profession de couturière, et n'a eu à subir ni privations, ni misère.

Aucune maladie pendant son enfance. A 22 ans elle était enceinte de son troisième enfant, lorsqu'elle fut atteinte de douleurs rhumatismales dans l'épaule et le genou gauches. Cette affection survint brusquement avec tuméfaction, rougeur et douleur; elle resta dix-huit mois à l'Hôtel-Dieu de Reims et en est sortie avec le genou ankylosé, tuméfié et dans une légère flexion sur la cuisse. Aujourd'hui il est dans le même état. Il y a deux ans, elle entre à l'Hôtel-Dieu de Paris pour une bronchite et une pleurésie droite, et après un séjour de huit jours en sortit non guérie. A partir de cette époque, la malade, tout en continuant à travailler, était souvent atteinte de bronchite; mais c'est depuis six mois seulement qu'elle fut obligée de s'arrêter.

Jamais d'hémoptysie, les règles n'ont pas cessé de se montrer tous les mois, moins abondantes cependant et moins colorées. Depuis six mois, amaigrissement considérable; nausées, pas de vomissements, perte d'appétit, sueurs nocturnes.

Poumons.— Percussion : en arrière et à gauche, matité dans la fosse sus-épineuse; à droite matité également dans les deux fosses sus et sous-épineuses.

Auscultation : en arrière et à gauche, craquements humides et souffle dans la fosse sus-épineuse. En avant, à gauche, craquements humides et gargouillements dans la région sous-claviculaire.

Auscultation : à droite, en arrière : respiration soufflante, craquements humides dans la fosse sous-épineuse. Dans toute la poitrine on entend les battements du cœur. Crachats verdâtres, purulents. Assez abondants.

Urines. — Coloration normale; pas d'albumine ni sucre.

29 janvier. — Rien de nouveau; pas d'œdème.

2 mars.— On s'aperçoit que la malade a de l'œdème des extrémités inférieures. Cet œdème est limité à quelques centimètres au-dessus des malléoles. Il est plus considérable à gauche qu'à droite. Mais ce fait s'explique par l'habitude qu'a la malade de laisser sa jambe gauche pendante sur le bord de son lit. Cet œdème n'est pas douloureux, sans développement de veines sous-cutanées, sans augmentation de la chaleur cutanée.

Le cœur ne présente pas de dilatation, sa percussion donne une matité d'étendue normale. L'auscultation n'indique la présence d'aucun bruit de souffle. Pas de développement des veines du cou.

Urines (la malade est sondée).— Coloration normale, réaction acide. Aucun précipité par la chaleur ou l'acide nitrique.

Poumons.— A la percussion en arrière : matité dans les 2 fosses sus et sous-épineuses droites et gauches; dans la moitié inférieure du poumon droit, il y a une submatité et une diminution manifeste de l'élasticité. En avant il y a également de la matité dans les régions claviculaires et sous-claviculaires droites et gauches.

A l'auscultation, on entend à droite et en arrière, en haut dans les fosses sus et sous-épineuses du souffle lacunaire et des râles. Dans la 1/2 inférieure du même poumon, on entend des râles secs qui tantôt ne s'entendent que dans l'inspiration et qui tantôt s'entendent également dans les deux temps, mais toujours avec plus d'insensité dans l'inspiration. De plus on entend profondément du souffle. A gauche on entend dans la moitié supérieure du poumon des craquements humides et une respiration soufflante. En avant les signes d'auscultation sont à peu près les mêmes. A la palpation, on constate, lorsqu'on fait parler le malade, que les vibrations thoraciques sont manifestement augmentées du côté droit de la poitrine. Temp. axillaire 37°.

4 mars. — Le malade ayant gardé complètement le décubitus horizontal, l'œdème de la jambe gauche a diminué et n'est pas plus considérable que celui du côté opposé. Il est limité aux deux pieds et au cou-de-pied. Crachats nummulaires.

17 mars. — La malade meurt et à l'autopsie on trouve : à droite, une caverne au sommet et dans tout le reste du même poumon, des noyaux caséeux et crétacés entourés d'un tissu dur, sclérosé, fortement pigmenté; dans le poumon gauche, on trouve quelques noyaux scléreux au centre de l'organe et dans la pneumonie caséeuse.

Cette observation est intéressante sous plusieurs points : eu effet elle montre qu'il a existé chez la même malade à la fois, un œdème purement cachectique limité à la jambe gauche, œdème qui a disparu lorsqu'on a fait disparaître la cause qui l'avait engendrée, et un œdème double sous l'influence de la pneumonie chronique, hydropisie qui persiste comme la cause pathologique sous l'influence de laquelle elle s'est produite. Là, l'œdème cachectique cachait l'autre, d'un côté du moins, et c'est un examen attentif qui nous a mis sur la trace de l'œdème particulier, peu marqué de la jambe droite, et non douloureux, puisque la malade ne s'en était pas aperçu.

CHAPITRE III.

1° DE LA VALEUR DIAGNOSTIQUE DE L'ŒDÈME DES MEMBRES INFÉRIEURS.

Est-il possible, à l'aide de l'œdème des membres inférieurs, de diagnostiquer la complication survenue chez un tuberculeux chronique ? La réponse peut être affirmative.

En effet, si chez un tuberculeux on voit survenir un œdème limité d'abord à une jambe, douloureux à la pression sur le trajet des gros vaisseaux, avec augmentation de la température cutanée, on peut être assuré que l'on a affaire à une phlegmatia alba dolens.

Cet œdème bien que limité à un membre tout entier peut n'être pas douloureux ; il a apparu rapidement, sous l'influence d'un décubitus ou d'une position déclive ; il occupe indifféremment telle ou telle partie du corps ; il disparaît avec la cause qui l'a produite ; c'est là l'œdème cachectique.

Autre fois au contraire l'œdème occupe toujours les deux membres abdominaux à la fois, mais il est limité à la partie inférieure, persistant, non douloureux, n'augmentant pas proportionnellement à l'état cachectique du malade : nous avons vu que, dans ce cas, on avait trouvé à l'autopsie une induration pulmonaire assez étendue.

Enfin au lieu de rester limité aux pieds et aux jambes, l'œdème peut envahir les membres inférieurs entièrement, se généraliser, et se montrer primitivement à la face : en même temps on constate de l'albumine dans les urines ; ces caractères sont ceux que l'on trouve dans les affections rénales.

2° VALEUR PRONOSTIQUE DE L'ŒDÈME DES MEMBRES INFÉRIEURS.

Toutes les fois que l'on voit chez un phthisique survenir de l'œdème des membres inférieurs on peut porter un pronostic grave; car, non-seulement cette complication indique que la tuberculose est à sa troisième période, mais de plus, si elle ne tue pas toujours par elle-même (embolie dans la phlegmatia), elle constitue une autre cause d'affaiblissement qui doit augmenter les progrès de l'affection pulmonaire et hâter le terme fatal de la maladie.

3° TRAITEMENT.

Le traitement ne peut être que palliatif. Il consiste, dans la phlegmatia, à diminuer la douleur en entourant le membre douloureux de ouate arrosée de baume tranquille laudanisé. De plus il faut recommander l'immobilité complète.

Dans l'œdème dû aux maladies rénales, le régime lacté, qui conviendrait le mieux, a le défaut de provoquer la diarrhée chez des malades qui y sont prédisposés.

Enfin dans l'œdème de la pneumonie chronique le traitement est nul; car pour faire disparaître l'œdème, il faudrait faire disparaître l'induration pulmonaire, et les révulsifs, dans ce cas, n'ont aucune action.

Paris. — A. PARENT, imprimeur de la Faculté de Médecine, rue M.-le-Prince, 29-31.

www.ingramcontent.com/pod-product-compliance
Ingram Content Group UK Ltd.
Pitfield, Milton Keynes, MK11 3LW, UK
UKHW020441230726
13925UKWH00004B/1771